气血操的理论和实践

Theory and Practice of Qi-Blood Exercises

符仲华　王文涛　编著

全国百佳图书出版单位
中国中医药出版社
·北　京·

图书在版编目（CIP）数据

气血操的理论和实践 / 符仲华，王文涛编著 .—北京：
中国中医药出版社，2022.10
ISBN 978-7-5132-7833-1

Ⅰ . ①气… Ⅱ . ①符… ②王… Ⅲ . ①补气（中医）—养生（中医）—保健操—基本知识②补血—养生（中医）—保健操—基本知识 Ⅳ . ① R161.1 ② R212

中国版本图书馆 CIP 数据核字（2022）第 178710 号

中国中医药出版社出版
北京经济技术开发区科创十三街 31 号院二区 8 号楼
邮政编码 100176
传真 010-64405721
三河市同力彩印有限公司印刷
各地新华书店经销

开本 787×1092 1/16 印张 12 字数 227 千字
2022 年 10 月第 1 版 2022 年 10 月第 1 次印刷
书号 ISBN 978-7-5132-7833-1

定价 75.00 元
网址 www.cptcm.com

服务热线 010-64405510
购书热线 010-89535836
维权打假 010-64405753

微信服务号 zgzyycbs
微商城网址 https://kdt.im/LIdUGr
官方微博 http://e.weibo.com/cptcm
天猫旗舰店网址 https://zgzyycbs.tmall.com

如有印装质量问题请与本社出版部联系（010-64405510）

前　言

作为临床医生，我们每天要面对很多慢性病痛的患者，但所幸我们依靠浮针，经常能够获得很大的成就感，甚至常被人称为神医。其实，我们一点儿都不神，只是比很多医生早先一步知道了肌肉可以为患。思路不同，治疗的方法也就有很大的差异，当然对于患者而言，出路也就不同。

一开始听患者称我们为神医，很是暗自窃喜，时间长了，次数多了，觉得这样的赞语并不真的值得高兴，因为这说明了：我们的医学总体还很落后，一点点成绩就能让患者喜出望外；我们浮针人的科研和宣传还很欠缺，否则大家会认为现在的效果是理所当然的。

当我们有了一点进步，会发现还有更多不懂的知识，更多解决不了的问题——不仅因为临床弥散性轻症，还因为临床治疗后需要给患者布置“家庭作业”等，所以需要我们去寻找浮针以外的锻炼养生手段。

我们以前也找到过一些方法，例如自抓项部两侧肌肉，提携头部，解决一些轻度颈椎病；倒退行走并不断转身解决一些腰部病症；健侧手掌托患侧肘关节，活动肩关节以治疗轻度肩周炎。但整体来说，这些方法缺乏系统性，也没有理论支持，而且效果也有限。

我们迫切需要一个有效的锻炼方式：既能够自我锻炼，又能够对慢性病痛有预防或者防微杜渐的作用。实际上，我们中国人已经有了，而且不少，例如八段锦，例如太极拳，等等。

不过，这些已有的锻炼方法还是有一些缺陷的：招式较多，不容易掌握，学起来费时，用起来也费时；多数需要至少十平方米以上的场地，要求相对较高。

因此，我们一直在寻找一种能够克服上述缺陷的锻炼养生方法，但要创制一个从来没有过的方法谈何容易！因此，虽然这些年这个创制思路一直盘旋在脑海，但却一直没有进展。

有幸被北京中医药大学聘请为特聘专家，我这些年大部分时间都旅居北京——在北京看诊，在北京教学，在北京思考，在北京写书。在很多专家的启发下，我不断反思，不断突破，最终让我这个对中医基础理论早已生疏的人重新梳理，重新思考，从而创立了气血新论，给中医的核心观念“气”和“血”找到了基础医学中对应的组织。我创立了“气≈肌肉的功能”“血＝血液和血循环”这两个论断，这两个论断也打开了我自己的思路，更清楚地了解了我们治疗的核心目标，当然，我们的锻炼也应该对准这个核心目标。

我们时常伏案工作，这样也让我们经常伸懒腰、打哈欠，这些动作往往让我们觉得舒服。有次下飞机，看到大家大多伸懒腰或打哈欠，我觉得很有趣，猛然想到，为什么不搞个加强版的伸懒腰、打哈欠？就像浮针实际上也就是“针灸 plus”——加强版的针灸，而且这加强版的针灸解决了多少难题啊！

加强版的思路让我精神一振，再想到很多小动物也用伸懒腰的方式放松身心，于是就创立了“四向懒腰 plus”的锻炼方式。这个方法在一些患者中试用后，经常收到很多正面的反馈，有时还大收良效。2021 年 10 月，在成都举办的浮针医学年会上，我准备给大家介绍、演示这个方法，上台前，突然觉得“四向懒腰 plus”这个名称不符合当时年会的主题——气血新论，于是灵机一动，改了个名称——“气血操”。改了这个名字，大家更好理解了，更符合中国人的习惯，也更符合我们练习这套操的核心目标。从此，这套操定名为“气血操”。

气血操与传统养生锻炼方法很不一样，改变了传统养生的一些理念。如同浮针一样，浮针看起来很简单，但实际上却打开了了解人体肌肉功能和病理状态的一扇门，为此我们写了一些书，用以改变大家的思维习惯。气血操看起来也很简单，似乎也不值得过多关注，不就是伸伸懒腰、打打呵欠嘛，毫无神秘可言，那事实也是如此吗？

其实，大自然在创造人体时，从来不让人做无用之功。这些伸懒腰、打呵欠一定包含很多深刻的道理，我们善加利用，把效果放大，就会收到意想不到的效果，甚至可以在周边环境没有变化的情况下，一分钟内让人体微微出汗，达到类似中药桂枝汤的效果。

因此，我决定写一本小册子，谈气血操的来龙去脉，谈我们对气血操的理解背后的道理，谈它的功用、锻炼方法和注意事项。

于是我制定了这个小册子的撰写大纲，邀请南京浮针医学研究所的王文涛医师协助我完成。说是协助，其实大部分的工作是由他完成的。同时，非常感谢南京市中医院的施娟娟博士、香港特区袁康就博士的夫人施燕（Sze Yin）、安阳市第三人民医院麻醉科的杨利民医师，他们提供了大量练习图片；还要感谢上海桥媒信息科技有限公司授权给我们从他们的 3Dbody 软件截取图片，让这个小册子顺利面世；感谢广州中医药大学的硕士研究生蔡演演、彭岳通等人对文字的审核和修改；感谢中国中医药出版社对书稿质量的指导和把握。要感谢的人很多，在此不一一列举了。

北京中医药大学浮针研究所
符仲华
2022 年 8 月 20 日

目　录

第一章
患肌理论

养生保健锻炼方法的创立人，在古代多是道士，于现代多是体育界人士。可本书要介绍的气血操是由医生创立，来自中西医临床和科学实验，尤其是来源于患肌理论。

第一节　患肌理论的来源——浮针医学简要介绍

中华文明，上下五千年，源远流长。古代先人们在与疾病做斗争过程中发现一些规律，于是逐渐将其理论化、系统化，并形成了独具特色的传统中医学。在浩渺的医学天河中，涌现出星汉灿烂的典籍和医家，其中秦汉时期的《黄帝内经》（图1-1）无疑是最闪亮的一颗星。这颗璀璨的医学瑰宝照耀着、启发着、领航着后世传统中医学的发展，直到现在依然熠熠生辉。

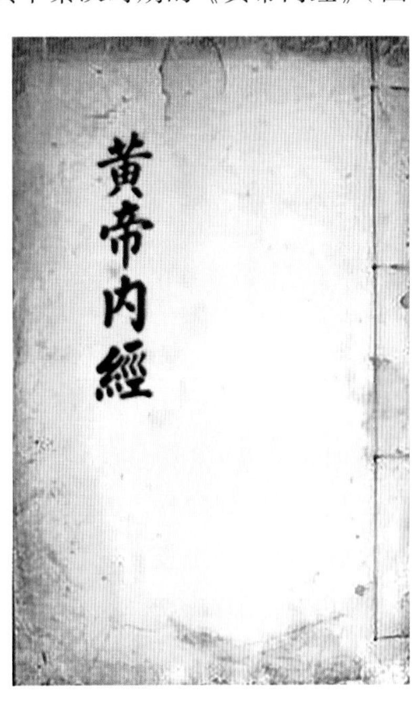

图 1-1　中医学奠基之作

浮针就是在《黄帝内经》和现代针灸学的启发下，发明并不断完善的一朵医学奇葩。为什么这么说呢？这还得从浮针的创立过程谈起。浮针发明人本科、硕士都在南京中医药大学学习，攻读的都是针灸专业，硕士研究生毕业后特招入伍，到位于广州的中国人民解放军第一军医大学（现南方医科大学，下同）从事针灸的教学和临床工作。在传统针灸的教学过程中，浮针发明人认为还是有一些方面不很确定。比如：经络究竟是什么？为什么不在教材中所宣称的穴位上针刺治疗有时也有效果？为什么针灸有时没有得气依然有效？为什么有时很有得气感却依旧罔效？为什么本质上是机械刺激的针灸，理论上却适应证无止境？这些问题一直困扰着他，直到 1996 年 6 月的一天，他在坐诊时遇到一例顽固性网球肘患者，左扎右刺不见疗效，捻转补泻依然如故。受《灵枢・官针》十二刺法的“直针刺者，引皮乃刺之”和腕踝针等的启发，姑且跳出经络束缚，摆脱得气影响，他想试一试这个“引皮乃刺之”。当浮针发明人对着病痛之处，提捏着皮肤，把针灸针平刺于皮下，患者按压着肘部，露出惊讶的表情：“咦，怎么不痛了？”医生说：“你确定？”网球肘患者肯定地点一点头。从此以后，浮针发明人开始深入研究这个“引皮乃刺之”，一步一步打开这扇门，揭开这层纱，从另一个角度验证医学，让大家对疾病有了全新的认识。

同年稍晚些时候，浮针发明人在第一军医大学南方医院用较粗的针灸针治疗一位癌痛患者，皮下针刺，有效，所以将针灸针留置皮下以维持效果。不料，隔了一天后他准备再去继续治疗，患者不同意，理由是皮下留置钢针容易刺痛，让人恐惧。正是这个病例让浮针发明人逐渐创立、完善一次性使用套管针灸针——也就是由不锈钢针芯及其针座、医用软管及其管座、保护性套管三部分组成的一次性使用浮针（图 1–2）。

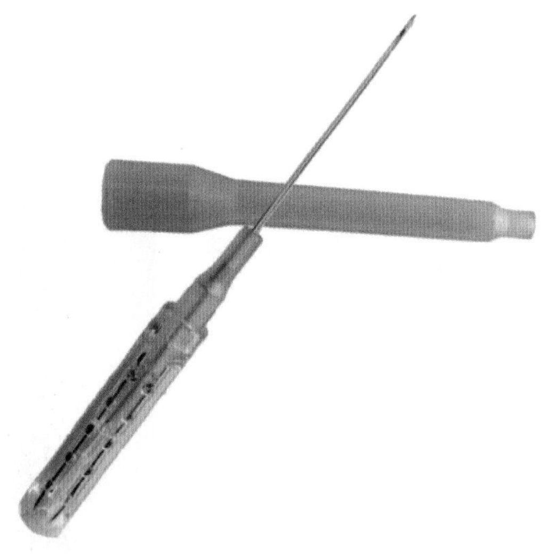

图 1–2　一次性使用浮针

说起浮针的命名，也有故事。因其是皮下进针，曾经叫了几天的“横针”（因为此前的针灸多是竖直进针，浮针是横着进针），但横针名称不好听，又改叫“皮下针”（在传统针灸教材中，有梅花针等皮肤针，有揿针等皮内针，但没有皮下针这个称呼）。恰逢原南京军区福州总医院李黄彤医生进修，李医生建议道：进针位于皮下，宛若浮于皮肉之间，发明人姓符，谐音“浮”，叫“浮针”如何？于是浮针便有了自己正式的名字。因此，浮针的名称是双重含义。

第二年，浮针发明人治疗一个牙痛患者，皮下进针后略有缓解，但疼痛还是明显，因为皮下进针没法完成传统毫针操作的“提插捻转”。无奈之下，他将针在皮下左右摆动，突然患者说：“符医生，又好些了，请不要停止，继续摆动！”浮针发明人恍然大悟，茅塞顿开，才知道左右摆动可以加强效果，于是才有了后来称之为“扫散”的手法，也才真正认识到皮下机械性牵拉是促进疗效的最重要因素。

浮针于 1996 年发明，2001 年获得中国人民解放军医疗成果二等奖（图 1–3），2002 年获得国家发明专利，而后发明人又在南京大学深造，博士毕业后又进入南京军区总医院（现东部战区总医院，下同）博士后工作站做博士后研究，把西方的一些理念融入浮针的理论和临床，于是逐渐有了患肌（tightened muscle，即在运动中枢正常的情况下，身体处于放松状态时，目标肌肉的全部或一部分处于紧张状态，该肌肉就叫患肌）的理论。在此基础上，他又创立了浮针的“黄金搭档”——再灌注活动（给患肌短时间内增加负荷，通常是在患肌向心收缩时抗阻 8 ～ 10 秒，这时收缩的肌纤维挤压小动脉造成动脉内压力急剧升高，然后放开负荷，让升高的小动脉压力瞬间得到释放，血流奔涌而出，到达原先到不了的地方，这个过程就叫再灌注活动）。2018 年，浮针发明人又在北京中医药大学对传统中医的理论进行剖析、凝练，创立了气血新论，并且给出了浮针大致的发展方向。

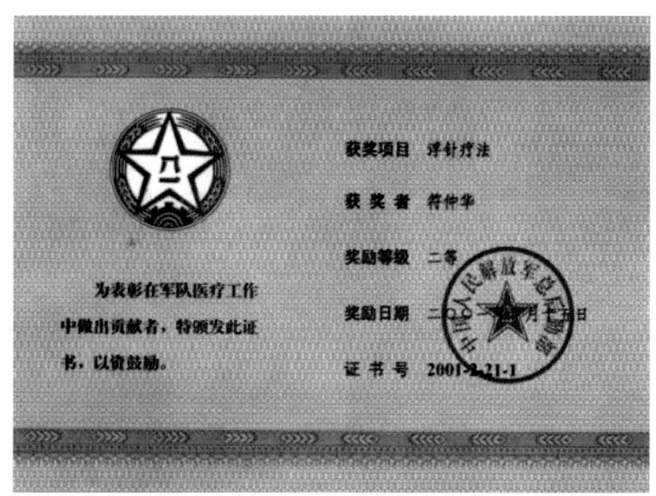

获奖项目　浮针疗法

获 奖 者　符仲华

奖励等级　二等

奖励日期　二〇[illegible]月[illegible]日

证 书 号　2001-[illegible]-21-1

为表彰在军队医疗工作中做出贡献者，特颁发此证书，以资鼓励。

中国人民解放军总后勤部

图 1–3　浮针疗法于 2001 年获得全军医疗成果二等奖

浮针在学术和技术上不断发展，在教学方面也不断精进，影响了越来越多的医生。迄今为止，境内直接听过发明人浮针讲座的人数已超过 5 万人，境外学习者超过 2000 人，“浮针大世界”微信公众号的订阅量超过 9 万人，浮针以“滚雪球”的方式不断壮大。

为什么浮针受到越来越多医生的青睐？

因为浮针有以下这些优点：

1. 安全

浮针作用于皮下，这里没有重要的血管神经，更不会伤及内脏。美国加州的梁擎宇医师参加过浮针发明人的巡讲班，把浮针皮下操作的特点总结为：皮下不及肉，任君扫左右。发明人自己总结为“拽秧拔萝卜”（图1–4），真是形象！

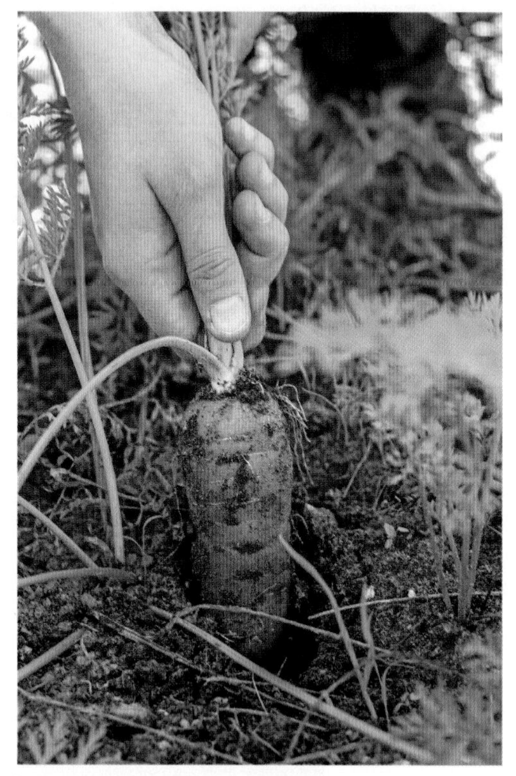

图1–4 拽的是秧，拔的是萝卜

2. 速效

浮针治疗效果反馈迅速，疗效常常是立竿见影的，在有些情况下，浮针消除疼痛的速度甚至快于注射麻醉药。我们把这种即时疗效称为浮针疗效的金标准，当场有效，说明方向正确。临床发现有良好的即时疗效，才会有良好的远期疗效。如果即时疗效不明显，则考虑没有找对患肌或怀疑可能不是肌肉的问题，这并非浮针优势病症。这也是浮针临床“三辨”之辨病的重要组成部分，有效则继续治疗，无效则要分析背后的原因，甚则需要进一步做相关的理化检测以协助明确诊断。

3. 绿色

浮针的理念是“上工少涉”，即用人体生理影响最小的治疗方法治愈疾病，这才是高明的医生。浮针治疗不用任何的药物，化学药物不用，中药也不用，只是在消除患肌的基础上，改善患者的血液循环，提高机体的自我修复能力，帮助患者尽快康复的。绿色不仅是一个理念，也是一份担当，更是一种鼓励。我们不能以牺牲环境为代价来发展经济，人体健康亦然，治疗机体病痛，不推崇暂时或长久损害部分健康的方法。如美国主流医学运用阿片类药物治疗慢性疼痛，扬汤止沸的方法实在不可持续，药物越用越多，副作用越来越明显，患者的体质越来越差，犹如漏水之桶，现在已经成为阿片危机：1999—2008年间，美国因过量服用、滥用止痛药而导致死亡的人数急剧上升。死亡人数1999年大约是4000人，2010年上升到1.6万人。每年的受害者人数不断增加。2017年的受害者人数比上一年再次增加了10%，达到 72287 人。2020 年创下历史新高，死亡人数为 93331，比 2019 年增加了 30%。

4. 无痛

说浮针完全无痛可能有点不够客观，大部分人描述像蚊子叮咬一样，这种痛感常比扎传统的细针还要小，当然也有大部分人是觉得一点儿都不痛。浮针治疗为什么不痛？首先浮针作用在皮下，这里没有丰富的神经末梢，偶尔触碰到毛细血管出现些许刺痛属于小概率事件。还有浮针进针时运用专用进针器（图 1–5），在进针器的帮助下，医生可以快速、标准化地把浮针刺于皮下，最大限度地减少了进针时的疼痛。

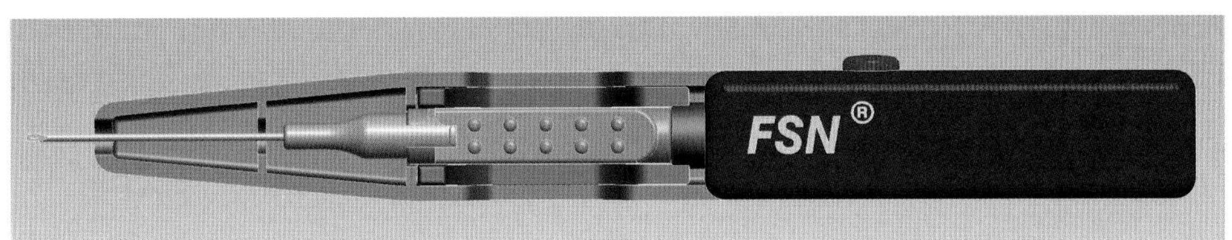

图 1–5 装载有浮针的进针器

5. 适应证广

1996 年浮针治疗的第一个病症是网球肘。刚开始我们以为浮针只能治疗四肢软组织伤痛，后来发现治疗颈椎病、腰椎间盘突出症等脊柱病痛效果也显著；刚开始认为只可以治疗软组织伤痛，后来发现治疗面瘫效果良好，甚至一些几十年的顽固性面瘫，浮针也能有所帮助；再后来发现，浮针还能应用于内科、妇儿科杂症。

针灸学的适应证没有明确边界，也就是，从理论上来说，针灸没有不能治疗的病痛。实际上，临床的很多病症，针灸确实是无能为力的。因为是学针灸学的出身，发明人心目中的浮针适应证一开始也没有边界，但在长年累月的临床实践中，发现虽然浮针对一些病症常可“弓不虚发，应声而倒”（汉・司马相如《上林赋》），但对很多病症浮针也是无能为力的，于是推测那时的理论和临床实践不吻合。长期的实践不可能出错，出错的只可能是理论。幸好，发明人在南京大学攻读博士学位期间了解到现代康复医学的一些新进展，并不断追踪发展前沿，拜访了从美国加州大学退休的洪章仁教授，在洪教授指导下，与周立伟教授等科研人员合作开展实验，从而越来越认识到肌肉的重要性，越来越认识到被医学界忽略的肌肉生理病理对浮针等这些外治疗法的弥足珍贵。

浮针只能治疗肌肉疾病以及由肌肉病痛带来的次生灾害（次生病痛），对于真正的神经元死亡、真皮病变、器质性病变等常常无能为力。这是浮针适应证的边界。边界内（肌肉疾病以及由肌肉病痛带来的次生病痛），浮针常常表现杰出，边界外的就只能求助其他方法。我们认为这个边界的确立是浮针的巨大飞越，可以说也算是针灸学的巨大飞越。因为我们知道了诊治上应该有所为，有所不为，宣传上也应该有所为，有所不为。这也是浮针给针灸界带来的启发和贡献。

浮针疗法初看起来就是简单纯粹的物理干预，看不出有多大的花样，就像清澈见底的泉水，即使有鱼，也非常小，不值得关注（图 1-6）。可是，对于了解的人来说，浮针不仅在临床治疗上非常有特点，而且兼具诊断功能。它的横空出世，能够让医生重新审视疾病。

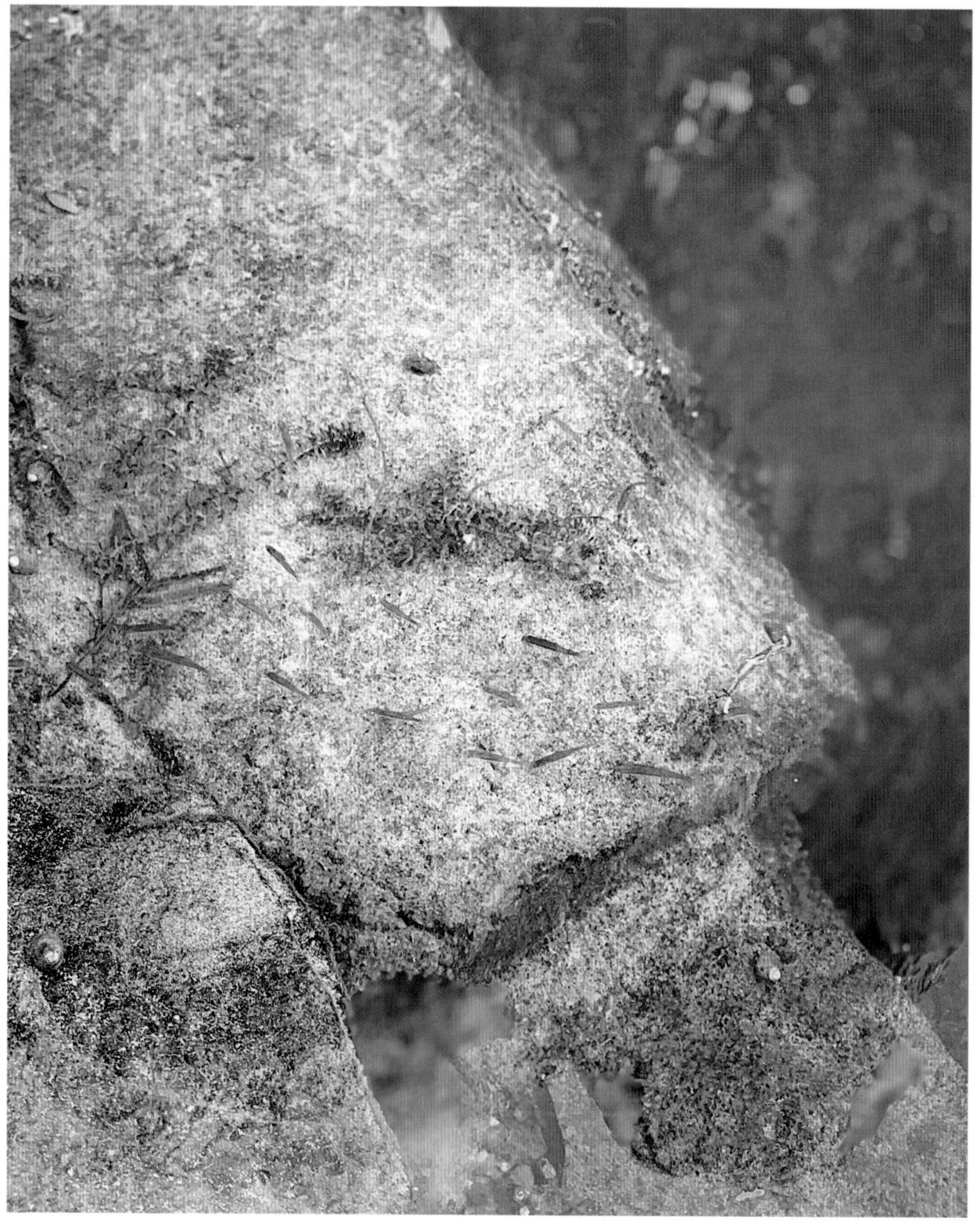

图 1-6　浅水弯弯，清澈见底，难有大鱼

浮针为什么可以有诊断功能?

1. 作用部位单一，层次清晰，治疗目标明确，浮针只治疗肌肉相关病痛。

2. 治疗后反馈迅速，大多病痛能现场分析症状的主要原因，有效就是肌肉问题或者肌肉相关问题，如果无效则有可能存在明显的血环境不良，或者存在明确的器质性病变，或者临床病症由其他非肌性原因导致。

3. 浮针皮下治疗安全，即使用于辅助性诊断，也不会伤及患者。

每个人都有特殊性，都需要私人订制，浮针一对一的诊疗，这有点类似高级西装的量体裁衣。浮针整个诊疗过程充满人文关怀。

1. 围绕主诉、结合关节活动情况，触摸寻找患肌，避免成为机械的片子医生，彰显以患者为中心的临床理念。

2. 浮针是皮下进针，治疗部位成功避开血管、神经和重要脏器，具有安全、无副反应的特点，其体现的就是人文关怀。

3. 浮针用专用进针器辅助进针，更快的进针使进皮刺痛更小。

4. 扫散时针尖后退入软管，尽可能避免对周围组织的损伤，把可能的损伤最小化。

5. 扫散时配合再灌注活动，让患者参与进来，共同祛除病痛。

6. 上半场的治疗后患肌消除，症状消失，患者中场休息观察，如果还有症状则继续下半场的补充性治疗，上下半场配合，追求疗效最大化。

7. 治疗结束留置软管 3 ～ 4 小时，目的是使疗效更持久。

浮针疗法因为独特的治疗方法和人文理念，因为再灌注活动的完美配合，因为适应证的诊断性治疗功能，因为康复养生理念的融合，也因为本书所介绍的气血操，而逐渐形成枝繁叶茂的浮针医学。

第二节　气血新论理论的来源——患肌理论

浮针作用在皮下，靶点是肌肉。浮针疗法通过皮下大幅度有节律的扫散操作，快速放松紧张僵硬的肌肉，以改善局部的血液供应，消除疼痛、僵硬、功能下降等临床症状。我们常常把浮针比作狙击手，敌人就是“患肌”。所谓患肌，就是在中枢神经正常的情况下，目标肌肉处于放松状态时，全部或部分肌腹依然存在紧张的肌肉。医生触摸时手下会有紧、僵、硬、滑的感觉，且这个区域的边界经常清晰可感。肌肉患肌化后，肌肉本身会出现僵硬、肌力下降等症状，有时会疼痛，也可以影响到穿行其中的血管、神经，导致血管或神经所管辖区域出现疼痛、水肿、怕冷、麻木等临床症状。

患肌的外在表现是紧张僵硬，其主要病理基础为肌肉组织紧张。那么正常状态的肌肉触摸起来是什么感觉呢？我们可以试着摸一下健康婴儿的肌肉，手下的感觉是柔软有弹性的。也许有人会问：健美达人都拥有傲人健硕的肌肉，这些肌肉是不是都是健康的呢？答曰：不一定，甚至一些已经亮红灯了。因为健康肌肉的表现应该是富有弹性、敏捷有力、功能良好。

患肌化：是指由于各种原因造成肌肉转化为患肌的过程。

健康肌肉的患肌化，就是肌肉出现病理性紧张，导致相关肌肉出现功能障碍，患肌局部或被患肌挤压动脉所管辖区域疼痛的表现（图 1–7）。

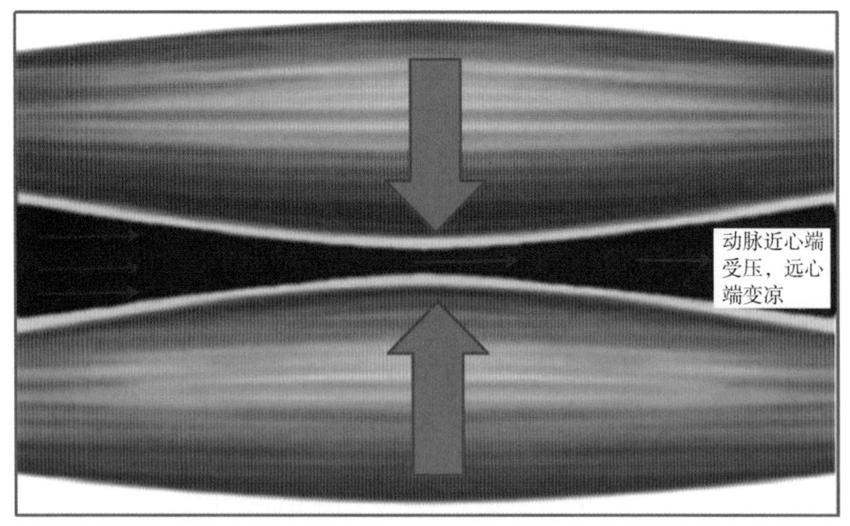

图 1–7 患肌压迫动脉，造成远心端缺血

世上没有无缘无故的结果，患肌化的出现也是有原因的，常见影响因素如下：

1. 风寒、降温等物理影响。
2. 长时间保持一个姿势或重复一个动作。
3. 紧张、生气、焦虑等情绪异常。
4. 局部炎症刺激。
5. 风湿免疫性疾病。
6. 骨折、外伤等组织损伤。
7. 放疗、化疗等医疗性副作用。

以上各种原因导致肌纤维持续收缩，出现所谓的患肌化，进而影响穿行其中或与该肌肉直接相连的软组织内的血管，导致局部软组织的代谢产物不能顺畅排出，而新鲜、高能的动脉血无法顺利进入局部。犹如晒被子时，绳子受压使局部紧张，经常造成绳子两端的树枝弯曲，树皮局部受压，而最终导致树木受伤（图 1–8）。

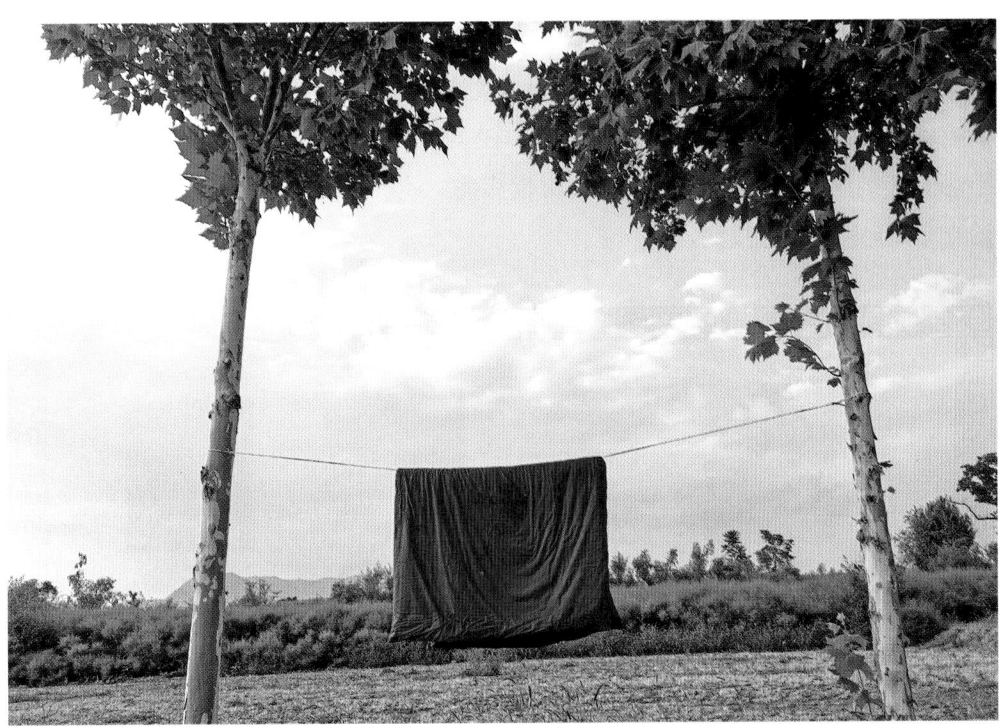

图 1-8　晒被子，常造成树损伤，伤在树，因在被

第三节　患肌概念的源流

浮针医学患肌这一概念的出现并非凭空想象拍脑而出，而是浮针理论不断修订、完善的结果（图 1-9）。

第一本浮针专著《浮针疗法》于 2000 年 8 月在人民军医出版社问世，我们看一下当时对浮针疗法的定义："浮针疗法是一种新型的物理治疗方法，它主要运用浮针针具（简称浮针）为治疗工具，以局部病症为基准，在病痛周围（而不是在病痛局部）进针，针尖对准病灶，针体沿浅筋膜（皮下疏松结缔组织）层行进，相对于传统针刺方法而言，留针时间长，主要用于治疗局部的病症。"当时浮针疗法的治疗目标为病痛，其适应证为局部病症。该书临床概述部分主要是对传统中医学的引经据典。

第二本浮针专著也是人民军医出版社出版的，名为《浮针疗法速治软组织伤痛》。其对浮针疗法的定义基本按照最初的论述，理论没有大的创新，适应证有所拓展，如腰椎间盘突出已成为优势病症。"浮针"修订并沿用至今的英文名字为：Fu's Subcutaneous Needling，FSN。

第三本浮针专著于 2011 年 3 月出版，名曰《浮针疗法治疗疼痛手册》。其对浮针疗法的定义修订为："浮针疗法是运用一次性浮针工具，在局限性病痛（多数为肌筋膜触发点，myofascial trigger point，MTrP）周围或邻近四肢的皮下组织进行扫散手法的针刺活动。"浮针可以治疗局限性病痛，还可以治疗系统性病痛，甚至还能治疗非疼痛性局限性疾病。

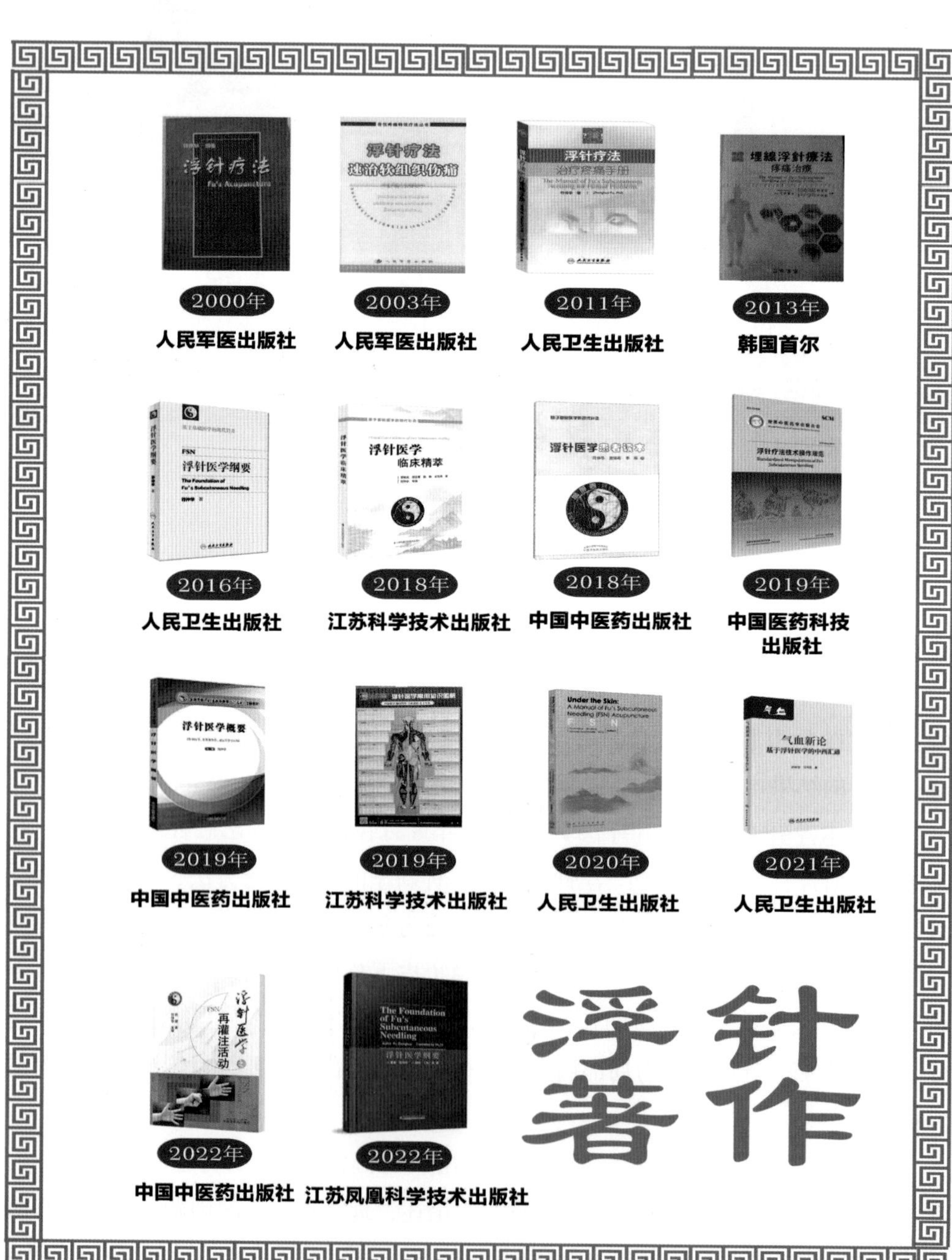

图 1-9　此前浮针医学的主要著作

2016 年 10 月，在世界中医药学会联合会浮针专业委员会成立之时，由人民卫生出版社出版的《浮针医学纲要》在南京首发。其对浮针疗法的定义又有了创新。定义一（中医）是：浮针疗法是在皮下使用针具，大面积扫散，以通筋活络，激发人体自愈能力，从而达到不药而愈的目的，主要用于治疗筋脉不舒、血滞不通所导致的颈肩腰腿疼痛和一些内科、妇儿科杂病。定义二（康复）是：浮针疗法是使用一次性浮针等针具在引起病痛的患肌周围或邻近四肢进行的皮下针刺法，和传统针灸一样，是一种非药物治疗方法。操作时，通常还配合再灌注活动。相对于传统针刺方法而言，疗效反馈速度快。

2021 年 10 月，由人民卫生出版社出版的《气血新论》横空问世。这是一本基于浮针医学的中西医汇通，其对浮针疗法的定义为：浮针疗法是用一次性使用浮针在皮下大面积持久牵拉皮下组织，通过松解相应的肌肉，松绑被挤压的血管，促进血液循环，改善新陈代谢，激发人体自愈能力，从而达到不药而愈的目的。其主要用于治疗因肌肉等软组织紧张不舒、血滞不通所导致的颈肩腰腿疼痛和一些内科、妇儿科杂病。

纵观浮针专著，浮针疗法中的定义在不断订正，如：

治疗目标：痛点→ MTrP（Myofascial trigger point）→患肌。

适应证：局部病症→非疼痛性局限性疾病→颈肩腰腿痛、其他疼痛及内科、妇儿科杂症→患肌引发的病痛。

理论阐述：传统中医典籍为主→基础医学和传统中医融合→中西医汇通。

从上面可以看出，浮针的治疗目标是不断变化的，这和我们对疾病机制的认识不断深入有关。最初对病痛部位的认识是传统中医的“不通则痛”，这是一个相对泛化的概念。当时浮针疗效立竿见影无疑，但对于疾病机制的认识还不够深刻。浮针发明人为了进一步研究疼痛机制，于 2003 年开始了南京大学的博士生涯，主要研究方向为疼痛生理学。在此期间，他了解了 MTrP 理念，这个理念的核心内容是能量危机学说。2007 年，浮针发明人在南京汉中路上的江苏省中医院对面的一幢商业大楼里建立了自己的诊所，排他性地使用浮针治疗疾病，开始了大量的临床验证。

所谓排他性治疗，指的是只用浮针，不用其他任何中西药物或外治方法去治疗浮针适应证。一般的医疗机构都是采用综合性治疗，我们为何要用排他性治疗，这样做有何好处？

1. 排他性治疗使我们对疾病机制的认识更加深刻

排他性治疗就像华山一条路，只能向前走。排他性治疗要经得起失败的煎熬，要学会总结成功规律，分析失败的原因。

排他性治疗对浮针的发展居功至伟。

经过排他性治疗，发明人逐渐明确了浮针的治疗目标就是患肌。排他性治疗让我们重新认识疾病，如眼底黄斑变性、股骨头坏死、腰椎间盘突出症、骨质增生等等，我们重新认识到原来这些疾病都和肌肉功能性障碍有关。此外，很多临床病症往往和肌肉缺血直接相关。

2. 排他性可促进完善浮针机制

浮针发明人潜心探索浮针机制，浮针理论的完善和提升离不开临床实践的反馈，也离不开科学的方法论。

从科学方法论来讲，有一个简单原则：越简单，离真相越近。

有效，就能最大程度地认定是浮针的效果。

无效，也能最大程度地确定一些病症并非浮针的适应证。

3. 排他性治疗可使浮针的适应证更加明确

通过对排他性治疗的思考，我们把浮针的适应证分为肌肉病痛、肌肉前病痛和肌肉后病痛。浮针治疗有明确的优势病症——其擅长治疗肌肉功能性缺血性病症。经过排他性的反复验证，浮针适应证树（图 1–10）得以明告世人。但我们不推荐将浮针用于治疗系统性神经性病症，如高血压、糖尿病、甲亢等。

前列腺炎
非活动性
强直性脊柱炎
漏尿
小儿遗尿
原发性痛经
股骨头坏死
非活动性
类风湿关节炎
膝关节炎
乳腺增生
乳汁分泌不足
良性盆腔痛
功能性子宫出血
踝关节损伤
慢性头痛
网球肘
面瘫
失眠、抑郁
输尿管结石
颈椎病
腱鞘炎
黄斑变性
干眼症
腰椎间盘突出症
干咳、久咳
过敏性哮喘
腰肌劳损
肢体畏寒
肩周炎
肩袖损伤
打嗝
坐骨神经痛
胆囊炎
骨质增生
慢性胃炎
功能性便秘
内科妇科杂病
软组织伤痛
浮针适应证

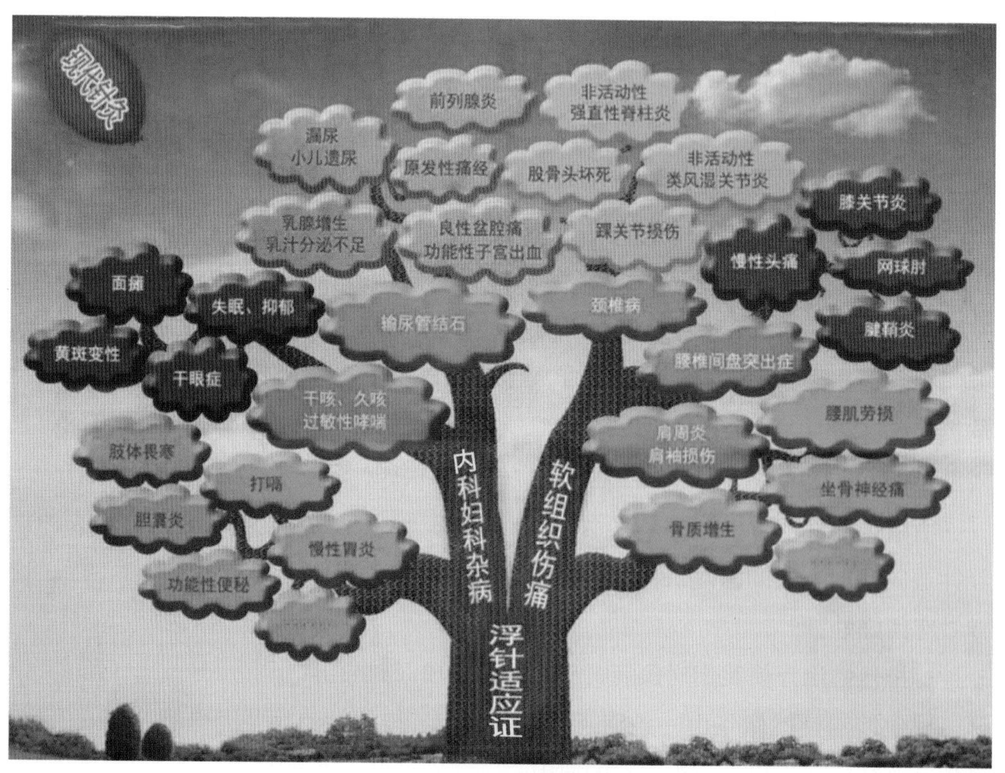

图 1–10　浮针适应证树

4. 收费更加可控，更加明了

很多治疗因为不排他，使用各种各样的方法，一个不行，再来一个，甚至搞起车轮战，期待“东方不亮西方亮”，实际上是“左也糊涂右也迷瞪”，一笔糊涂账，搞不清是哪个方法起了作用，收费更是层层叠加，不仅增加患者负担，同时也增加患者的痛苦和副作用。

因为浮针的优势病症明确，我们得以进行排他性治疗，从而努力将浮针做到极致，我们的收费也更加可控、明了。

当然，如果是患者合并基础疾病，例如高血压、糖尿病等，浮针在治疗时不改变专科对其基础疾病制订的治疗方案，即治疗高血压、糖尿病的药物继续使用。

排他性治疗并非让患者什么药都不用，而是针对我们的适应证，不同时使用其他叠加的治疗方法。

得益于十多年大量的排他性治疗，我们发现，浮针治疗的目标不是一个点（肌筋膜触发点，MTrP），而是肌腹中紧张僵硬的一片区域，这同时也让我们认识到风靡欧美康复学界的 MTrP 概念的瑕疵。2014 年 12 月 12 日，浮针发明人提出了“患肌”概念，这个日子现在被我们浮针人定为患肌日。患肌的主要矛盾是肌腹的全部或部分紧张，进而压迫穿行于肌腹的动脉，导致动脉所管辖区域组织缺血。浮针针对患肌，扫散配合再灌注活动，使得患肌的紧张部分得以松弛，原先被压的动脉不再受压，局部血流得以流通，这类似于园丁的松土浇水。在充分认识到浮针的作用机制后，2018 年 10 月浮针发明人在北京中医药大学临床带教时提出了中医氛围浓厚的“气血新论”，认为：气≈肌肉功能，血 = 血液、血循环（图 1–11）。

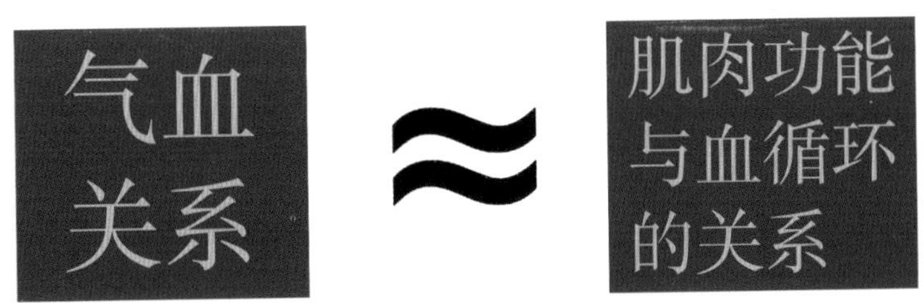

图 1–11　气血的现代近似解释

综上可知，浮针相关的理论和实践是不断发展的，诚如梁启超在《清代学术概论》中所说：“不惜以今日之我，难昔日之我。”梁启超先生是文人、哲人，从事的是社会科学，尚且可以不断修正自己以往的错误认识。我们从事的是以自然科学为主导的医学，更不应该墨守成规，要不断修正自己的过去。修正不是否定，而是更深刻的完善。我们从模糊的经络理论，到日渐清晰的患肌理论，正是浮针不断进步的体现。

第四节　患肌导致的常见病痛

我们现在所说的患肌是指在放松状态下，骨骼肌依然处于紧张状态。患肌能够导致的病症大概分为三大类：第一类是患肌本身所表现出的病症；第二类是穿行于肌肉的神经、动脉或静脉受到压迫所导致的病症；第三类是由平滑肌、心肌为主构成的肌性内脏的功能障碍影响邻近患肌而表现出来的病症。

一、患肌直接导致的病痛

（一）疼痛

很多人都误解了，以为疼痛是由于神经问题造成的，因此创造了神经性头痛、坐骨神经痛等病名，其实疼痛的本质是组织缺血缺氧而导致的“细胞哭泣”，肌肉的缺血缺氧状态被周围的神经末梢感知，传递给中枢，于是出现了疼痛感。肌肉疼痛常常以酸痛、胀痛为主，每于阴天下雨或者劳累后加重，有的会在某个姿势下出现或加重，通过局部按摩或热敷会有一定程度的症状减轻，当然，浮针治疗后疼痛缓解的效果会更加明显。

（二）肌力下降

肌力下降指肌肉收缩能力下降，局部缺血缺氧，肌纤维的细胞呼吸能力降低，肌肉能量供应减少，导致肌肉收缩能力下降。

（三）关节功能障碍

关节功能障碍常常指关节活动度下降，如股四头肌出现患肌化会导致屈髋不到位，竖脊肌出现患肌导致弯腰受限。功能障碍有时由主动肌导致，有时由拮抗肌导致。

二、神经、动脉、静脉受患肌压迫或影响导致的病痛

因为很多肌肉都较大，收缩能力较强，当局部肌肉紧张时，可能影响到穿行其中的血管和神经（图 1–12），进而影响到这些血管和神经所支配的区域，出现次生灾害，也就是浮针医学上所说的肌肉后病痛。

患肌影响到动脉供血最直观的表现是怕冷，很多肢体怕冷都和患肌影响到动脉供血有关，时间久了容易出现动脉支配区域肌肉的萎缩。

如果患肌影响到静脉回流，则会出现远端肿胀，且以下肢多见，尤其是出现在单侧下肢的这种肿胀，其肿胀程度常与劳累程度呈正相关关系。

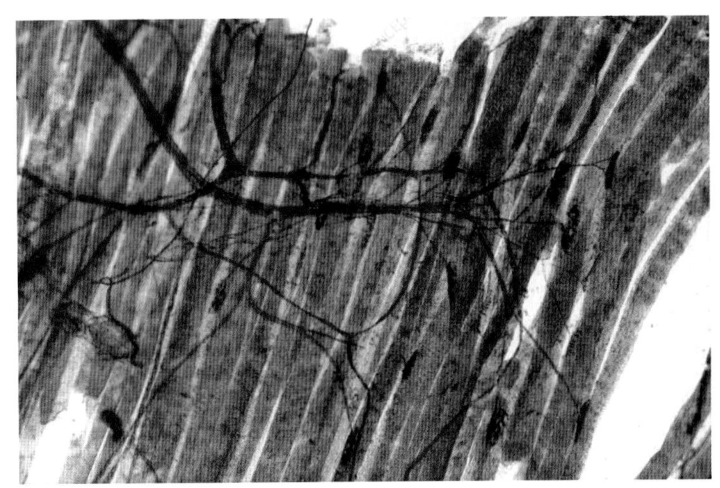

图 1–12　中小动脉在肌肉内穿行

如果影响到皮神经则会出现麻木（图 1–13），时间久了会出现感觉缺失。

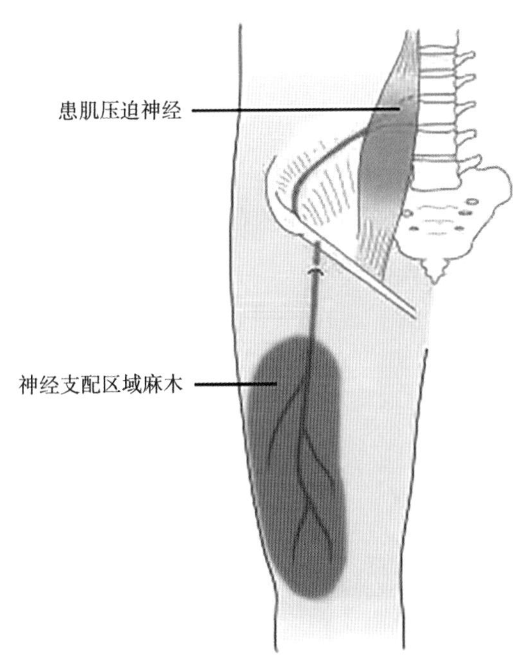

图 1–13　患肌压迫穿行其中的皮神经，后者管辖区域出现麻木

三、由肌性内脏的功能障碍所致的邻近患肌表现出的病症

肌性内脏，是我们给一类脏器的命名，指的是主要由平滑肌、心肌为主构成的内脏，比如胆囊、胃、输尿管、子宫、心脏就是肌性内脏，而肝脏、脾脏、肾脏、卵巢、胰腺等就不属此列。这些肌性内脏有个共同特征，发病时常常容易影响到邻

近的骨骼肌，使得邻近的骨骼肌患肌化，从而表现出局部疼痛等症状。

从消化科来看，腹胀、腹痛、烧心等胃肠道的病变与腹直肌、膈肌关系密切。便秘、腹泻与腹直肌下端、股直肌关系密切。

呼吸科的长期慢性干咳、支气管哮喘与胸锁乳突肌、胸大肌、前锯肌、膈肌等呼吸相关肌肉有关，常常在出现呼吸系统症状时，也伴有局部骨骼肌的疼痛或乏力。

泌尿科的输尿管结石引起的腹痛腰痛与腹斜肌、腰方肌等肌肉有关；中老年人的尿急、尿频、尿痛等症状与腹直肌、腹斜肌、股内收肌关系密切。

妇科不少病症也是与肌肉关系密切，乳腺增生局部疼痛与胸大肌、前锯肌、肋间肌有关；月经异常、痛经、盆腔痛、漏尿等问题与腹直肌、腹斜肌、盆底肌、股内收肌群关系密切。

心肌病痛常与胸大肌、胸小肌、肱二头肌关系密切，胸闷的同时，局部骨骼肌也有疼痛。

第二章
气血新论及其运用

气血新论是气血操的灵感来源和理论基础，想要了解气血操，需要先了解气血新论。

第一节　气血新论简要介绍

日常生活中经常出现“气”和“血”的字眼，特别是“气”，如《素问·调经论》云：“人之所有者，血与气耳。”这与生命健康有关的“气血”如何而来？具体又代表什么呢？除去文化的和哲学的内容，仅从医学角度来看，气血是人体重要的组成部分，也是机体生命活动的动力来源。其具体为何物，众说纷纭，从中医典籍探寻，答案蕴藏其中。

一、有关“气”

《左传》有曰“天有六气，降生五味……六气曰阴、阳、风、雨、晦、明也”，这里的气乃“自然之气”，比如大家见面打招呼“今天天气不错哦”，就是如此。气，从最初古人观察到变化多端的自然现象，逐渐升华为哲学概念。传统中医所说之气来源于先人的哲学思想。如精气神，如脏腑之气，在《黄帝内经》中关于气有诸多描述，如“人以天地之气生，四时之法成”，诸如此类。

关于中医学中的“气”，虽然名称、功能各不相同，但还是很有共性（图 2–1），即物质的、运动的、无形的、广泛的。

人体组织结构虽然很复杂，但只是由四大组织构成，分别是上皮组织、结缔组织、肌肉组织、神经组织。四大组织交织融合、浑然一体，分工明确、井然有序地调控、运行人体生命活动。

上皮组织主要由皮肤、黏膜构成。皮肤如同盔甲一样防护在机体的最表面，防止细菌等病原微生物侵袭，避免人体水分随意流失，使被包裹其中的其他组织处于相对安全、密闭、稳定的环境。黏膜主要被覆在腔性器官的内表面，如口腔、食管、胃肠等消化系统，当然还有呼吸系统、泌尿系统等腔性器官，主要功能为耐受机械性及理化刺激，保护器官的其他组织。另外，腺体的分泌可以辅助脏器的功能。上皮组织的功能，概括地说，就是保护和分泌！

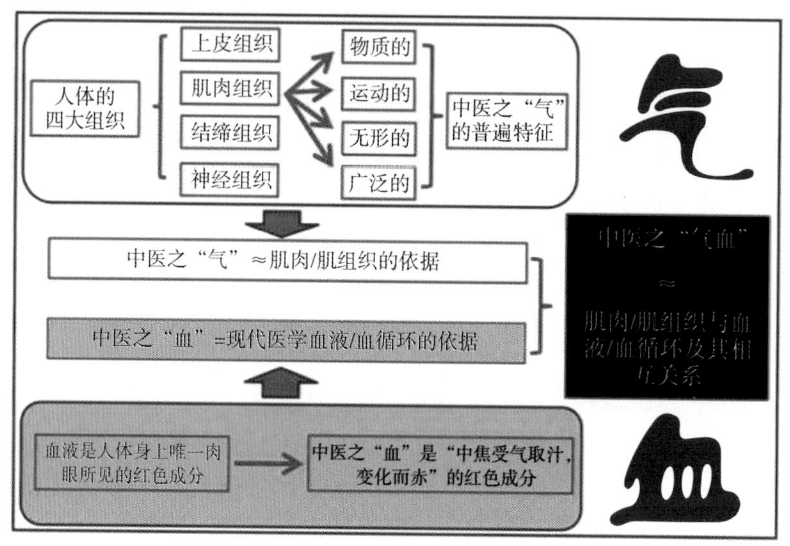

图 2-1 “气血”的现代化阐述

结缔组织主要由皮下疏松结缔组织、血液、骨骼、韧带、肌膜及其移行结合而成的肌腱等构成，主要任务是为肌肉、神经组织提供保护、营养、支持、固定等惰性服务。结缔组织分布很广泛，但其功能主要是惰性的，结缔组织就像房子厚厚的保温层、结实的框架结构，不能像空调一样主动快速地调节温度，也不能灵活敏捷地活动。结缔组织突出功能是稳定！

肌肉组织是人体最大的器官，分为骨骼肌、心肌和平滑肌。肌肉组织是人体唯一能主动运动的组织，其主动运动产生了动作，推动了血液循环，运转了人体的脏器功能。喜怒哀乐等丰富的表情，需要面部表情肌运动；婀娜多姿的舞蹈，需要肌肉运动；嘹亮婉转的歌声，需要口鼻咽喉及肺部等呼吸器官、膈肌和腹部的呼吸相关肌肉运动；自由的呼吸和高雅音乐差不多，也需要相关的肌肉运动；食物的消化吸收，需要咀嚼、吞咽、胃肠蠕动等消化器官参与的肌肉运动；尿液的排泄，需要输尿管、膀胱及腹部肌肉、盆底肌肉的共同参与；心脏的跳动、血液的循环，需要心肌、血管平滑肌、膈肌和四肢的骨骼肌共同参与……人体的生命活动离不开肌肉，肌肉组织的突出特点是活动，是生命之所以成为生命的重要因素！

神经组织分为中枢神经和周围神经，主要功能是指挥肌肉运动、调控腺体分泌和监控组织损伤。肌肉的运动离不开神经的正常指挥，肌肉失去神经指挥则痿废不用，神经过度指挥则会出现肌肉的持续紧张甚至抽搐，比如大脑长时间异常放电会导致癫痫的大发作。此外，人体还有下丘脑－垂体－内分泌系统，这是一个独特的神经内分泌功能系统，正常情况下根据机体的反馈调控，按需分泌各种激素和促激素，以调节机体的正常生命活动。人体出现的疼痛和神经监控有关，大部分疼痛是组织损伤后被周围的神经末梢感知，然后传递给中枢，所以我们也会说疼痛是组织损伤发出的呐喊。在这里要明确的是，疼痛不是神经出了问题，而是组织损伤被神经监测到了。神经组织的定位是：监管和发号施令。

根据气的四大特性，结合人体四大组织的分布、功能等特点，只有肌肉组织才具备“气”的四大特性，尤其是“活动的”这个特性，只有肌组织才具有主动活动的功能，其他组织没有动起来的功能。即便神经组织有电活动，但这种活动并不能被古人观察到，因而也不具备“气”活动的功能。由此，我们得出“气≈肌肉功能”的结论，之所以说是“约等于”，是因为还有一些气，例如“元气”“原气”等无法用肌肉的功能去解释。

这里要注意，“气≈肌肉功能”不能简化为“气≈肌肉”，因为：①肌肉是看得见、摸得着的，是有形的，而肌肉的功能是无形的，是诸多肌肉联合起来完成任务的一种状态。②神经、血管等也参与了肌肉的功能，肌肉的功能是由以肌肉为主体，神经、循环系统等多系统和多器官共同参与，协作实施的。

传统中医把气的功能归纳为推动、防御、温煦、固摄、气化、营养。“气≈肌肉功能”能否毫无违和感地代入到传统中医呢？

（一）推动

我们经常看到“气为血之帅”的说法。宋代医家杨士瀛在《仁斋直指方·总论》“血荣气卫论”中指出：“气者，血之帅也，气行则血行，气止则血止。”血液的循环运行依赖于心肌的泵血、血管平滑肌的搏动以及膈肌、四肢骨骼肌的舒缩，可见肌肉的收缩是血液运行的动力：肌肉舒缩，血液运行；肌肉不舒缩，血液就不运行，这时主人就气绝身亡了。

（二）防御

《素问·刺法论》云：“正气存内，邪不可干。”人体动脉穿行于肌肉，动脉血液布散于四肢百骸。存在于血液及体液中的免疫细胞是抵抗疾病的重要战力，而良好的肌肉功能可以促进血液系统循环畅通，进而将这些细胞快速且源源不断地送达战场，这是人体免疫力及自愈力的重要保障。

（三）温煦

人体的热量大部分来自肌肉的收缩活动，只有在安静状态下由肝脏的代谢提供。动脉血管就像人体的暖气管道，把温暖带到千家万户，当管道流量减少减慢时，室内温度就会下降。临床上我们经常会遇到冷证患者，这些症状就与肌肉患肌化后动脉供血下降有关，当把患肌消除，血供恢复后，患者马上就能感觉到温暖。

（四）固摄

固摄作用主要见于肌肉对于血液、尿液等物质的管控能力。血管平滑肌功能良好，才能保证血液正常循行于脉中；膀胱括约肌、腹部及盆底肌肉功能良好，才不容易出现漏尿等泌尿系统疾患。

（五）气化

气化主要指体内精微物质的运输转化，多见于消化系统和泌尿系统。《素问·经脉别论》有云："食气入胃，散精于肝……浊气归心，淫精于脉……饮入于胃，游溢精气，上输于脾，脾气散精，上归于肺，通调水道，下输膀胱，水精四布，五经并行……"《素问·灵兰秘典论》云："膀胱者，州都之官，津液藏焉，气化则能出矣。"在胃肠平滑肌的活动帮助下，饮食被消化吸收，精微物质进入血液循环，并通过血液循环濡养全身。代谢废物最终形成大小便，其中大便通过肠道蠕动，经肛门排出体外；膀胱收纳储存的尿液，则是在腹部肌肉、膀胱括约肌等的作用下排出体外。可见消化系统和泌尿系统的正常运行都离不开肌肉的帮助。

（六）营养

营养功能主要通过肌肉影响血循环完成。当肌肉功能正常时，血液布散良好，血液中富含氧、水、各种电解质、各种维生素等，才能对四肢百骸不间断地进行濡养。

综上所述，"气≈肌肉功能"从中医功能的代入来看，毫无违和感，而且是相辅相成、相得益彰的！

》》二、有关"血"

"气"已经"名花有主"了，再问："血"为何物呢？

《灵枢·决气》："中焦受气取汁，变化而赤，是谓血。"这个"血"是看得见、摸得到，实实在在的东西。中医界对血的概念是统一的，即循行脉中的红色液体物质，这里的脉即为血管。人体唯一能流动的红色液体，非血液莫属。因传统中医的血还有"营周不休""如环无端"的特点，所以"血"不仅代表血液，还涵盖血循环的内容。

》》三、有关"气血新论"

经过对中医典籍的研究和二十多年浮针临床验证，浮针发明人提出这样的论断：气≈肌肉功能，血即为血液、血循环。经过不断的理论完善，2021 年 10 月由人民卫生出版社出版的《气血新论：基于浮针医学的中西汇通》，在成都举办的第十届浮针医学年会上首发问世。从此，“气血”二字成为浮针医学重要的理论基础。

第二节 血循环的重要性

血循环又称血液循环，是指在心脏收缩泵血的作用下，血液按照一定方向在心脏和心血管系统中周而复始的循环流动。血液循环包括体循环和肺循环，可以源源不断地为机体带来新鲜的氧气，并带走代谢废物。

在血管内流动着的红色液体物质由哪些成分组成？

我们抽一管血，放到离心机高速旋转，会发现这管血分成了三层（图 2–2）；最上面大约占 55% 的淡黄色部分是血浆，中间微微一层的白色部分是白细胞和血小板，最下面近 45% 的部分是红色的红细胞。我们把下面的红细胞、白细胞和血小板合称为血细胞，其中红细胞数量占绝对优势。

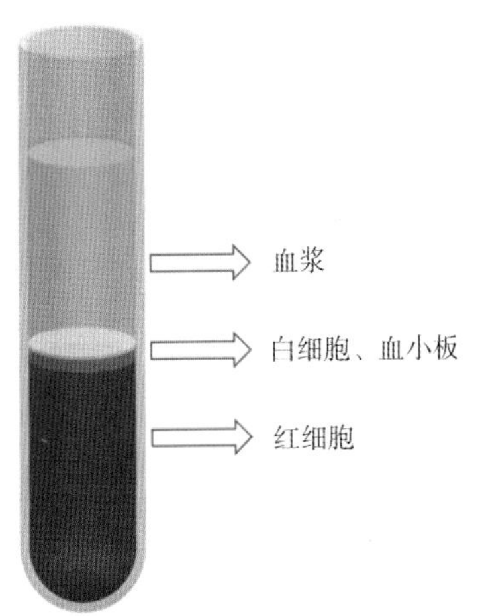

图 2–2 全血离心后的三个分层

红细胞主要由血红蛋白构成，血红蛋白具有携带氧气和二氧化碳的功能。血红蛋白由珠蛋白和含铁血红素构成，我们平时看到血液呈红色就是有含铁血红素的缘故。当氧分压升高时，氧气和血红蛋白结合形成氧合血红蛋白；当氧分压降低时，氧气和血红蛋白分离，形成还原血红蛋白。与二氧化碳等其他气体结合的机制也是类似的，只是有的气体结合会更加紧密，比如一氧化碳。红细胞就像地铁（图 2–3）一样，通过血循环来到肺泡站，此处氧分压高，二氧化碳分压低，氧气“上车”，二氧化碳“下车”。“红细胞号地铁”内载满了极具活力的动脉血，将其一站一站地送到机体的每一个角落。机体组织内氧分压低，二氧化碳分压高，此时氧气“下车”进入组织，组织代谢后的二氧化碳“上车”，动脉血变为静脉血，红细胞号再次通过环线返回肺泡站，周而复始，循环不息。

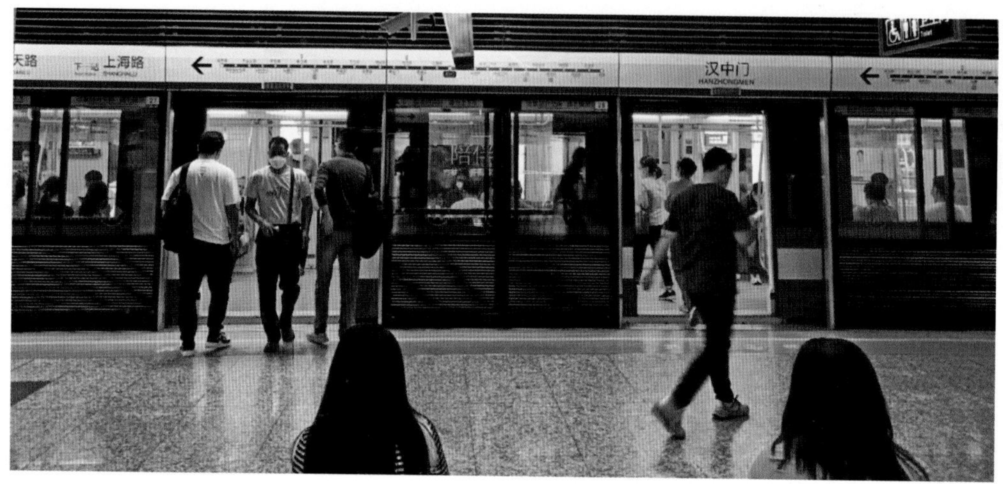

图 2–3　地铁到站，有上有下

下面让我们来了解一下红细胞。

> **血环境不良（unhealthy blood environment）：**是指使得慢性病痛恢复速度减慢的血液指标、成分异常和营养物质不足。常见的血环境不良原因有贫血、急慢性炎症、内分泌及代谢异常等。

人类出生后红细胞在骨髓内生成，原料是蛋白质、铁元素、叶酸、维生素 B_{12} 等，生成过程需要肾脏促红细胞生成素的刺激。其经过多能造血干细胞→多能造血祖细胞→红系祖细胞（促红细胞生成素在此阶段刺激干预）→原红细胞→早幼红细胞→中幼红细胞→晚幼红细胞→网织红细胞→红细胞的过程，即孕育 3 天，形成晚幼红细胞，排进周围血后成为网织红细胞（未成熟红细胞），又经过 2 天的成长，网织红细胞才发育为成熟的红细胞，红细胞又经过大约 120 天的辛勤工作，最后逐渐衰老。衰老的红细胞，被肝脏、脾脏分解，血红素和蛋白质在肝脏变成胆汁，铁元素又成为下一轮红细胞的合成原料。这个过程，是不是有点“化作春泥更护花”的感觉？

纵观红细胞的一生，很多疾病与它密切相关，例如：

1. 缺铁性贫血是原料铁缺乏。

2. 巨幼红细胞性贫血是因为原料叶酸、维生素 B_{12} 缺乏。

3. 再生障碍性贫血是因为骨髓造血功能障碍。

4. 肾性贫血是因为促红细胞生成素不足。

5. 溶血性贫血是因为脾功能亢进、免疫性如新生儿溶血、输血血型不合等原因明显缩短红细胞的寿命。

6. 黄疸是因为红细胞的破裂导致血红蛋白释放，在肝脏内血红蛋白被代谢，导致肝脏合成胆红素增多。

这些疾病都会影响红细胞的质量或寿命，从而影响组织代谢，浮针临床称之为血环境不良。血环境不良是临床常见的现象，只是很多从事外治疗法的医务工作者很容易忽略这点，故在这里再次提醒。

白细胞是一类血细胞的合称。血液经高速离心后，红色的红细胞和淡黄色的血浆之间聚集了薄薄一层白色物质，这类白色物质，主要是白细胞，还有血小板。白细胞是一类无色、球形、有核的血细胞。白细胞不贪恋血液的稳定和安逸，它们是一群无畏的战士，战场就在来犯敌人之所处。白细胞有哪些特殊的杀敌本领？

1. 变形，进出血管壁。

2. 趋化，瞄准目标去。

3. 伪足，来到敌人旁。

4. 吞噬，杀敌本领强。

根据形态、功能和来源的不同，白细胞被分为粒细胞、单核细胞和淋巴细胞。

粒细胞胞质中含有特殊颗粒，如溶酶体等酶类物质，有利于吞噬消灭敌人。粒细胞包括中性粒细胞、嗜酸性粒细胞和嗜碱性粒细胞，其中中性粒细胞数量最多，是上阵杀菌的主力军。血液的中性粒细胞比值增高多提示细菌感染；嗜酸性粒细胞比值增高多提示过敏反应性疾病和寄生虫感染；嗜碱性粒细胞比值增高多提示迟发性变态反应疾病。

单核细胞是白细胞中体积最大的一类，当然也具有强大的吞噬功能，细菌、病毒、寄生虫、肿瘤细胞、衰老的细胞等等都会被视为美食。单核细胞是尚未成熟的细胞，它在血液中停留半天到一天左右游离出血管，进入组织后转化为更强大的巨噬细胞，潜伏于易被敌人攻击的组织，如皮下疏松结缔组织。骨骼、肺脏、肝脏和大脑也是巨噬细胞的落脚地，只是会换一个名字罢了，如在骨骼中称为破骨细胞，在肺脏中被称为肺巨噬细胞（尘细胞、心力衰竭细胞），在肝脏中的巨噬细胞被称为肝巨噬细胞，位于神经的巨噬细胞被称为小胶质细胞。淋巴细胞是最小的白细胞，被分为 T 细胞、B 细胞和自然杀伤细胞。淋巴细胞没有强壮的体格，不具有张口就吞噬的功能，但不要小看文弱的淋巴细胞，它可属于技术性人才，参与特异性细胞免疫和特异性体液免疫，即淋巴细胞可以识别目标，精准消除。

白细胞们来自共同的母亲——骨髓造血干细胞。经过分裂分化，髓样干细胞可以分化为粒细胞系、单核细胞系。粒细胞系的分化过程：原始粒细胞→早幼粒细胞→中幼粒细胞→晚幼粒细胞→释放入血或组织。单核系的分化过程类似粒细胞系。骨髓中淋巴样干细胞在胸腺分化为成熟的T细胞，迁入淋巴器官、淋巴组织；骨髓中淋巴样干细胞在骨髓发育成熟为初级B细胞，迁入淋巴器官、淋巴组织。粒细胞和单核细胞分化成熟后释放到外周血液或组织，淋巴样干细胞则需要在中枢性淋巴器官胸腺和骨髓继续成熟，通过血液把成熟的T细胞、B细胞运输到周围淋巴器官脾、淋巴结、扁桃体等部位，随时进行特异性细胞免疫和特异性体液免疫。白细胞是人体重要的免疫细胞，为人体的非特异性细胞免疫、特异性细胞免疫和特异性体液免疫贡献巨大。

血细胞中还有一个成员——血小板也是来源于髓样干细胞。髓样干细胞分化为原始巨核细胞，最后逐渐分化为成熟的巨核细胞，其胞浆裂解脱落的胞质经过血窦进入外周血液而成为血小板。新生的血小板先经过脾脏储存1/3，然后和循环中的血小板不断交换。血小板的寿命为1～2周，衰老的血小板由脾脏清除。血小板的主要工作是参与凝血。

我们了解了离心试管下层血细胞的重要性，是不是上层淡黄色的血浆就可以弃之若敝履了？实际上血浆的功能不可忽视。貌似清汤寡水的血浆，包含血浆蛋白、电解质、葡萄糖、各种激素和酶等众多物质，其中血浆蛋白分子较大，不易穿过血管壁，剩下的多可以轻松进出于血管，在血液和组织液间自由交换。

人体血浆蛋白大多是由肝脏生成的，至今已发现200余种，大致分为白蛋白、球蛋白和纤维蛋白原三大类。血浆蛋白不仅名目繁多，而且作用强大：①大分子蛋白质参与胶体渗透压的形成。②凝血因子具有凝血功能；纤溶酶系统具有抗凝作用。③免疫球蛋白具有抗体功能；补体蛋白具有免疫调节作用。④脂蛋白参与脂类的运输代谢。此外还有很多血浆蛋白的作用尚未明晰，或者说正在发现的路上。

钠、钾、钙等电解质和葡萄糖等物质，不仅为组织带来生物电活动的物质基础，还参与晶体渗透压的形成。

各种腺体分泌的激素需要血液运到靶器官、靶组织、靶细胞，从而调整其代谢活动，作为“第一信使”协调新陈代谢和生长发育。

上面看似介绍了不少，其实可以说是挂一漏万。血浆是宝库，是百宝箱，像长江。血浆中有各种蛋白、电解质、葡萄糖等小物质，漂游着红细胞、白细胞和血小板等血细胞，就像长江里有无数矿物质，还有各种各样的鱼、虾，甚至有扬子鳄。血浆和长江都浩浩荡荡：血浆浩浩荡荡地去滋养各个细胞，送去具有免疫能力的各种细胞；长江也浩浩荡荡地去滋养两岸，送去清理水质的各种小鱼小虾。它们都各就各位，完成各种使命。

亿万年来，长江奔腾不息，水面或高一点，或低一点，或清澈一点，或浑浊一点，但大体上永远保持平衡。血流也是这样，也需要保持相对恒定。如果血液中缺少了什么，或者某种物质的数量异于平常，或异于常人，就会形成浮针医学上称之为血环境不良的状态，这些状态对人体的恢复、对浮针效果的取得都有阻碍作用。

如果看到一个原本是适应证的病例，反复迁延难愈，就得注意血环境不良了，是否为血液中的一些成分多了，或者少了，如贫血、急慢性炎症、高血糖、高尿酸血症等。浮针治疗只能改善流量，血环境不良是部分临床反复难愈的原因之一。常见的血环境不良主要的原因如下：

1. 急、慢性炎症

无论是病毒性的还是细菌性的，慢性感染性炎症可以使得患肌难以消除，或消除后容易复发。病毒性感冒、链球菌感染是其中最常见的两种疾病。病毒性感冒还有其他明显的症状，容易被医生识别。但是链球菌感染则常常隐藏得很深，临诊时请勿忘该症，临床实践告诉我们这种情况较为普遍。血细胞分析中的白细胞、中性粒细胞、红细胞沉降率（简称血沉）、C 反应蛋白升高等都是慢性炎症的可靠指标。

2. 贫血

无疑，贫血和低血糖容易造成代谢功能下降，这是容易被人们理解的，紧要的是，临床中要考虑到这些因素。红细胞计数、红细胞压积、红细胞体积等都可以导致恢复速度减慢。

3. 内分泌及代谢性功能异常

甲状腺功能异常可以使浮针疗法的疗效大大降低。慢性软组织伤痛的患者中 10% 有甲状腺功能不足，尤其是弥漫性的肌肉疼痛可能是因于甲状腺功能不足。

4. 高血尿酸

其原因还不是很清楚，但由于该因素也能使患肌缠绵难愈，故需要及时纠正血尿酸偏高的状况。

5. 营养物质缺乏

对于慢性软组织伤痛来说，其主要为维生素 B_1、维生素 B_6、维生素 B_{12}、叶酸以及维生素 C 的缺乏。维生素缺乏常见于老年人、怀孕和哺乳期的妇女、嗜酒的人、性格内向的人。正常的肌肉功能需要铁、钙、钾、镁等，而铁、钙和钾的缺乏容易导致软组织伤痛。

如果患者有可疑指征，化验结果在正常值范围内的高值或低值附近，我们也会把它当成有意义的指标。

血液的质量和数量都会影响到健康。上面谈的是质量，下面再聊一下数量。

心肌的收缩是泵血的主要动力来源，弹性动脉（邻近心脏的血管，如主动脉、肺动脉）的弹性回缩力、肌性动脉的舒张则有利于血液在动脉血管的流动，而四肢骨骼肌的舒缩则助力于血流灌注。运动可以使心率增快，肌性动脉血管管径增大，进而肌肉组织血液灌注提高。

血循环是按照一定的路径和方向进行的，包括体循环和肺循环两种形式同时进行（图 2–4）。其中体循环的过程为：心室收缩时，左心室二尖瓣关闭，主动脉瓣开放，左心室强有力地把动脉血泵入主动脉中，再经过大—中—小动脉的逐级分流，到达组织间毛细血管网。此时血液中的氧分压较大，组织中的二氧化碳分压较大，氧气从血液进入组织，组织中的二氧化碳进入血液，同时还有电解质和葡萄糖等物质运送到组织，并带走组织代谢后的废物。鲜红的动脉血转变为暗红的静脉血，静脉血又经过小—中—大静脉回流，最终从腔静脉回到右心房。体循环是动脉血转为静脉血的过程，为机体提供营养，并带走代谢产物。肺循环的过程为：心房收缩时，右心房静脉血通过三尖瓣进入右心室，接着心室收缩，右心室的肺动脉瓣被打开，静脉血通过肺动脉到达肺脏，在肺泡毛细血管内进行气体交换，此处肺泡的氧分压较高，血液中的二氧化碳分压较高，二氧化碳从血液进入肺泡呼出体外，肺泡中的氧气由此进入血液，暗红的静脉血又转变为鲜红的动脉血，再通过肺静脉回到左心房。

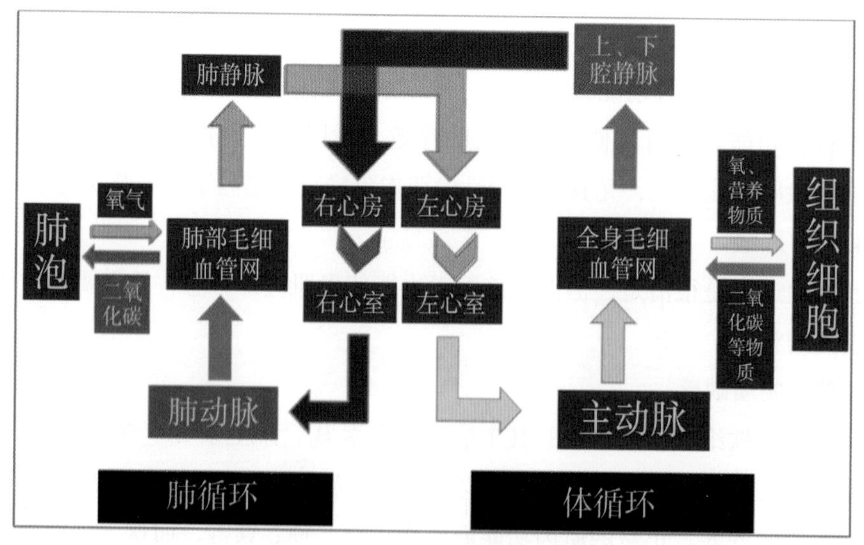

图 2–4　血液循环的路径及方向

肺通气的过程需要呼吸肌的参与，而肺通气的质量又能直接影响肺换气的效率，进而间接影响组织的换气。因此，组织换气的顺利进行与肢体肌肉的质量有着密切联系。

第三节　再灌注活动

肌肉的舒缩可以提高组织的血液灌注，进而提高组织的气体和物质交换。这就是浮针医学扫散配合再灌注活动的目的，即通过相关肌肉的收缩放松，快速提高局部的血液循环。当然，现在这是马后炮般的总结，说起来简单，其实再灌注活动的出现和不断完善也历经十多年的时间。

2010 年之前，浮针发明人在临床上发现在右手扫散的同时，配合左手来活动患侧肢体，疗效会更好。比如最初治疗颈椎病时，活动患肢或局部肌肉，目的只是缓解患者的紧张情绪，没想到最后竟然可以提高疗效，其中道理是什么呢？不得而知。直到 2010 年写《浮针疗法治疗疼痛手册》时，他才得以恍然大悟：当时由于写作劳累，遂握拳扩胸以缓解疲劳，突然发现握拳后手掌皮肤变白，松开后旋即恢复红润，再握紧拳头，颜色又变苍白，松开后似乎更加红润（图 2–5）。原来肌肉收缩可以挤压局部血管，导致暂时性的局部缺血，所以皮肤颜色苍白。而肌肉松开后累积的血液又得以更多更快地进入局部，手掌皮肤很快恢复红润。原来辅助动作的目的应是改善供血，快速纠正组织的缺血状态！所以我们把这些原理类似的辅助动作称之为再灌注手法，明确定义后又将其确定为再灌注活动。随着临床实践的进行，再灌注活动的内容日渐完善，并逐渐标准化，2016 年出版的《浮针医学纲要》（第七章专门论述）提出了再灌注活动操作要求，即幅度大、速度慢、次数少、间隔长、变化多，并针对肌肉功能的不同，设计出不同的再灌注活动。

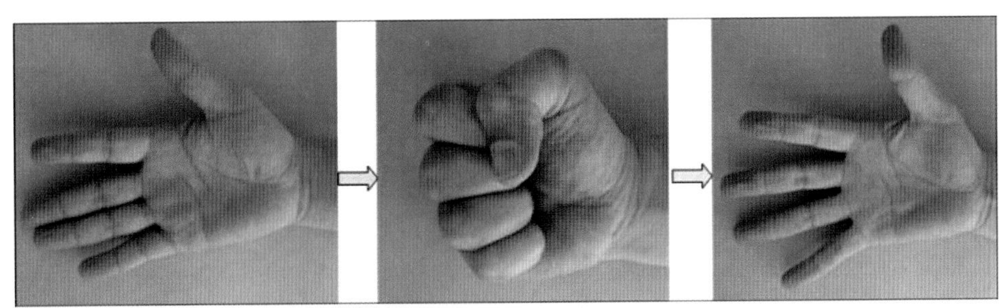

图 2–5　再灌注活动：握拳缺血—伸拳充血

这里有个比方较为形象，浮针治疗就像种地，患肌相当于板结的土地，浮针扫散相当于松土，松土后水才能缓缓流入，而再灌注活动可以使之更快地流入，从而流进更大的范围，这就是浮针疗法和再灌注活动的大体关系。

第三章
拉伸的作用

气血操看似简单，实际上是两种运动的结合：拉伸和深呼吸。本节我们谈拉伸。

第一节　肌肉的工作原理

肌肉是人体最大的器官，也是人体唯一具有主动运动功能的组织，其分布广泛，功能强大，各种关节活动、脏器功能以及血液循环等人体生命活动都离不开肌肉的正常工作，肌肉的功能可以成为传统中医“气”的代名词。

可以说，学好浮针和气血操的关键就是了解肌肉。肌肉是劳动模范，唯一的工作就是收缩，但肌肉是靠什么收缩？它又是如何收缩的呢？下面让我们来了解肌肉的收缩功能。

肌肉收缩的物质基础是肌细胞，也称肌纤维。肌纤维呈圆柱状，成束排列，有血管和神经穿行于肌束中。肌细胞勤劳，奋斗不息，时刻准备着：收缩，收缩，收缩——只要有神经冲动的指挥，只要有血循环提供后勤保障，肌细胞就能成为一个勤劳的工蚁（图 3-1）。

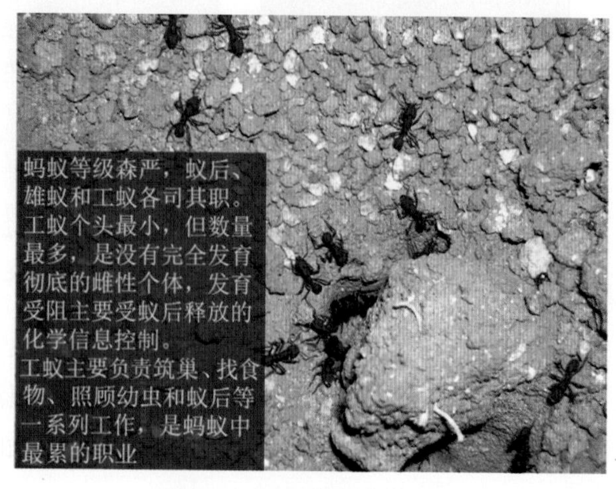

图 3-1　肌细胞勤劳如工蚁

肌纤维虽然是一个细胞，但组成成分很复杂，一共有两套系统：肌原纤维和肌管系统。前者管干活，后者提供信息和能量，分别相当于汽车的动力结构以及电路和油路系统，共同完成肌肉的收缩功能。

肌肉收缩实际上就是无数个肌细胞内的肌原纤维的收缩。肌原纤维并非简单地像个绳索，而是有规律的明暗相间的区域（图 3–2）。其类似斑马线，透亮的区域称为明带，暗淡的区域就是暗带。因为这些明暗相间的现象在电镜下看起来像横纹，所以这类肌肉称为横纹肌，横纹肌主要包括骨骼肌和心肌。中间的暗带及其两侧 1/2 的明带组成了肌小节，而肌小节就是肌肉收缩的基本单位。肌小节中的明带主要由细肌丝组成，暗带主要由粗肌丝组成，在肌肉收缩过程中，暗带（粗肌丝）是固定不动的，主要通过明带（细肌丝）的滑动来带动肌肉的收缩。

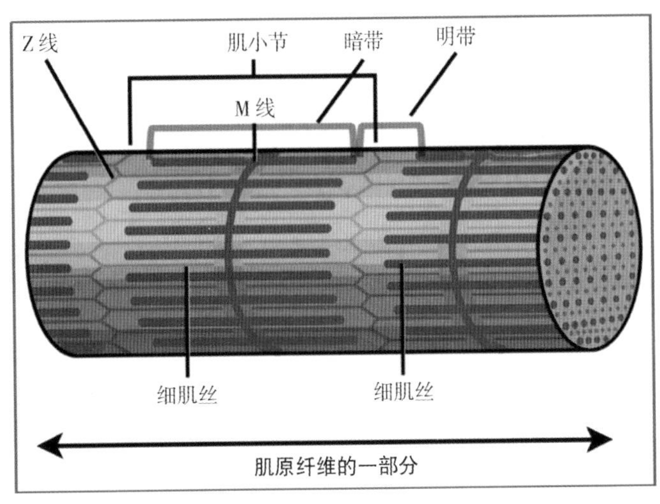

图 3–2　肌原纤维的肌小节是肌肉收缩的基本单位

粗肌丝主要由肌球蛋白（肌凝蛋白）构成，肌球蛋白上有一个横桥的结构，富含 ATP 酶，这是和细肌丝结合的部位，并且可以分解 ATP 以获得摆动（扭动）的能量。细肌丝由肌动蛋白（肌纤蛋白）、肌钙蛋白和原肌球蛋白（原肌凝蛋白）组成。其中肌钙蛋白和原肌球蛋白（原肌凝蛋白）不直接参与肌肉收缩（肌丝滑动），却可以调节控制收缩活动，属于调节蛋白。粗肌丝中的肌球蛋白和细肌丝中的肌动蛋白结合完成肌肉收缩，故以上两种蛋白被称为收缩蛋白。

> 在肌原纤维中，凝固不动的，就是肌凝蛋白，又叫作肌球蛋白（myosin）。滑动的，就叫作肌动蛋白。
>
> 收缩蛋白 = 肌凝蛋白（属于粗肌丝）+ 肌动蛋白（属于细肌丝）

讲完了肌原纤维的动力结构，就得讲讲这个动力结构的信息和能量来源：肌管系统（图 3–3）。肌管系统由垂直于肌原纤维的横管系统（T 管）和平行于肌原纤维的纵管系统（L 管）构成。横管是肌细胞膜的延伸，可以把肌细胞膜接受的神经冲动传递到细胞深处，横管之间互相联通，也可以和细胞外液相通。纵管系统又称肌浆网，纵管系统也是互相联通的，但不和细胞外液（胞浆）相通，在接近横管附近的纵管官腔膨大，形成终末池。横管和两侧的纵管终末池构成三联管系统，共同衔接肌细胞膜的电变化和细胞内的收缩过程。

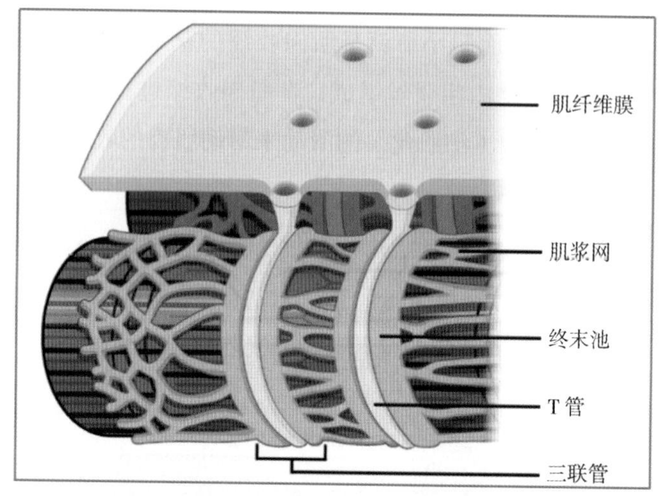

图 3–3　肌管系统为肌肉收缩传递神经冲动，并提供能量供应

肌肉收缩受神经冲动的影响和指挥（图 3–4），大体过程如下：

> **突触**：两个神经元之间或神经元与效应器细胞之间相互接触，并借以传递信息的部位。

神经冲动通过运动神经纤维传递到神经末梢（轴突末梢）后，可以引起突触前膜去极化，导致钙离子通道开放，促使轴浆合成的乙酰胆碱（ACh）囊泡向突触前膜靠近，和突触前膜融合，继而成批量地将乙酰胆碱（ACh）倾囊释放到突触间隙。

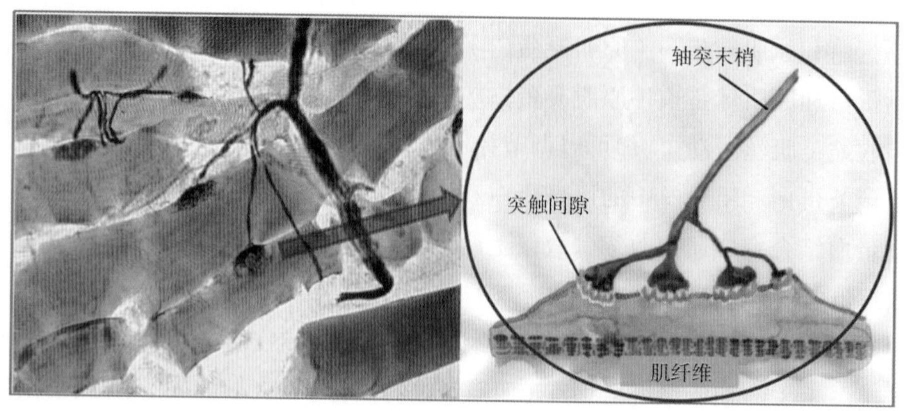

图 3–4　神经冲动支配肌肉收缩

突触间隙中的乙酰胆碱（ACh）来到肌细胞膜的运动终板（突触后膜）前后，以2 ：1的比例和后膜上的乙酰胆碱受体结合。二者结合后，分子构象发生改变，乙酰胆碱受体所在的通道开放，钠离子内流，钾离子外流，出现较小的微终板电位，引起终板膜局部兴奋，无数个微终板电位不断叠加总和形成终板电位，终板电位沿肌细胞膜扩布，引起邻近细胞膜去极化，出现动作电位，该动作电位沿着肌细胞膜向深部传导，最终引起肌肉收缩。

肌肉舒张的机制就相对简单，即当肌浆中钙离子浓度增高时，肌浆网膜上钙泵被激活，钙泵逆浓度差将钙离子转运回肌浆网（纵管系统）中，肌浆中钙离子浓度降低，肌钙蛋白中结合的钙离子解离，最终肌肉舒张。

我们任何一个随意动作，其生理机制都很复杂：神经冲动从大脑皮层的运动中枢发起，到肌肉收缩完成，貌似简单的事情其实历经了复杂的过程，需要众多离子通道开放，需要神经介质参与，需要各种配合，大家各司其职，有序进行，通过共同协作，才能完美地完成一次肌肉收缩。

眼镜蛇毒中含有大量的神经毒素。我国有2种眼镜蛇，分别是舟山眼镜蛇和孟加拉眼镜蛇。舟山眼镜蛇毒主要含突触后神经毒素，与神经肌肉接头处N型乙酰胆碱受体结合，阻碍乙酰胆碱与受体结合，从而阻断肌肉兴奋，迅速结束中毒者的生命。

第二节 肌肉和血循环的关系

肌肉的收缩推动维持了血循环，心肌的收缩是血循环的主要动力，左心室收缩一下，心脏就泵血一次，就像儿时玩的水枪，不断按压才会持续地把水射出去（图3–5）。正是因为心脏的这种一股一股泵血产生的冲击力，才出现了脉搏。一般情况下心脏舒缩出现心率和周围动脉的脉率保持一致，房颤患者的脉率要低于心率。正常情况下成人的心率是60～100次/分，每次泵血60～70mL，每分钟成年男性的心输出量为5～6L，女性的心输出量要稍低于男性。左心室每次收缩泵出的动脉血量为每搏输出量，简称每搏量。每次心肌收缩不能把左心室

射血分数即每搏输出量占心室舒张末期容积量的百分比，可以作为检测心脏功能的一项重要指标。一般情况下，左心室射血分数为50%～70%，如果低于50%则说明心功能不全。

内的血液全部泵出去，射出去的部分和射出前的总量之比就是射血分数，可以反映心脏功能。心肌收缩功能越强，每搏输出量越大，射血分数就越高。

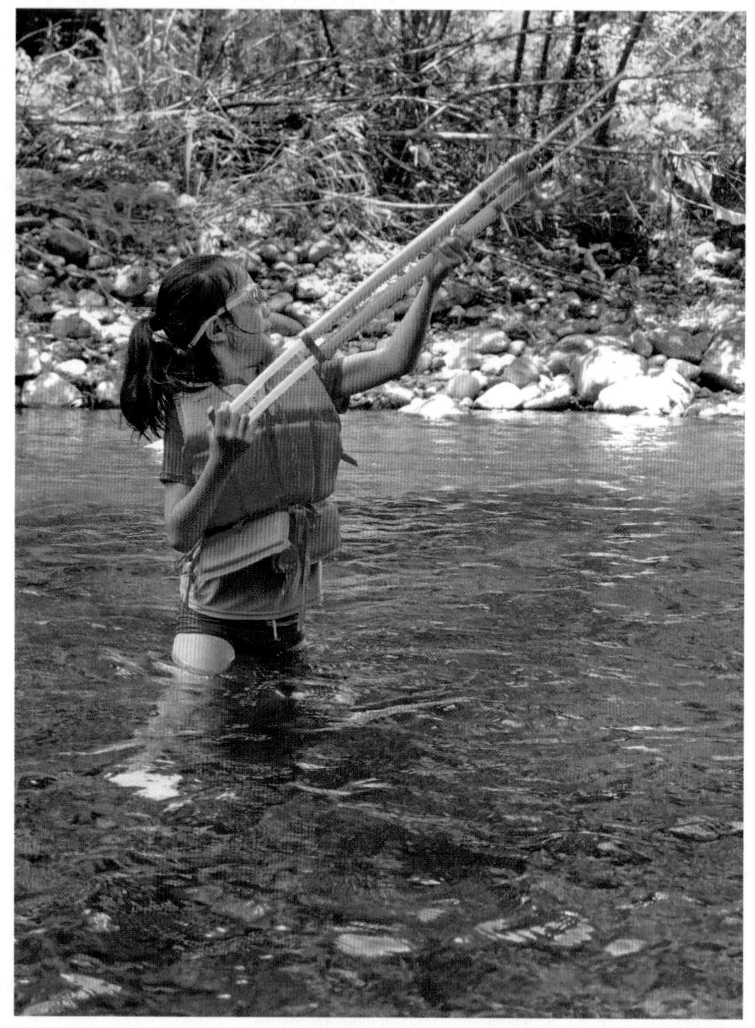

图 3-5　压力越大，水枪射得越远

心脏有节律的收缩和舒张以及心脏瓣膜的单向导流，保证了心脏在血液循环中的动力泵作用。不过，动脉血要克服外周动脉压力到达全身每一个地方，单靠心肌耗能、心脏泵血功能是远远不够的，还需要有呼吸带动的诸多骨骼肌，以及肢体活动时骨骼肌的收缩、舒张造成的无节律的挤压。不过，这方面的研究很少，这个结论仅仅是我们的推断，但这个推断与常识相吻合：

1. 呼吸急促时，立即脸红脖子粗，这是呼吸肌可以加快血流速度和流经更多区域的证据。

2. 活动后，尤其是剧烈活动后，全身血流明显增快。

3. 植物人的四肢温度比正常人的四肢要低很多。

不过，这三个证据也有瑕疵，这个结论也不一定完全准确，因为心脏同时也加速或减慢了。

无论如何，这样说应该是没有问题的：不仅仅是心肌，平滑肌、骨骼肌的正常状态对血流也有着很大影响。

血流状态取决于两个因素：动力和阻力。上面介绍的是动力，下面说阻力。

外周动脉血压是泵血的阻力，阻力越大，心脏泵血就越费力。当心肌收缩力固定不变时，影响心搏出量的就是回心血量和外周动脉压力，回心血量主要与右心房的抽吸力、呼吸运动和骨骼肌的挤压作用等因素有关；外周动脉压力主要与血管平滑肌调节的动脉口径以及动脉穿行的骨骼肌的僵硬程度有关。如果骨骼肌僵硬，外周阻力就会增大，流速就会减慢，流经的区域就会减小。

长期的劳损、受凉等多种因素容易引起肌肉紧张僵硬患肌化，引起局部及相邻软组织缺血缺氧、出现能量危机，进而出现局部或相邻软组织疼痛、肌力下降、功能障碍等临床表现。一旦患肌影响到穿行其中的血管、神经，还会出现麻木、肿胀、局部怕冷等症状，如果影响脏器平滑肌则会出现内脏的功能异常，如呼吸系统、消化系统、循环系统、泌尿生殖系统的功能异常等。当把肌肉紧张感消除，局部缺血状态改善，这些临床症状自然就会随之缓解。

第三节 拉伸的方法

消除患肌，改善血供的方法有很多，除了皮下治疗的浮针疗法外，还有拉伸肌肉的方法，比如长期伏案工作可以通过扩胸、伸懒腰的动作放松劳累的肌肉，长跑后可以对股四头肌及小腿三头肌进行拉伸放松而促进肌肉恢复（图 3–6），以及舞蹈练习者的压腿，骨科推荐的颈腰椎牵引技术，美国 MTrP 治疗专家在局部冷喷后常常配合牵拉，国外还有本体感觉神经肌肉易化技术（PNF）……随着运动医学和康复医学的发展，拉伸运动发展迅速，越来越受到重视。现在看来，拉伸运动方法各异，名目繁多，甚至解释原理都不同，但都可以用“拉伸”二字囊括。拉伸运动不是一种统一的技术，没有一个明确的起源，而应是具有一些共同特点的一类运动或治疗方法的集合。

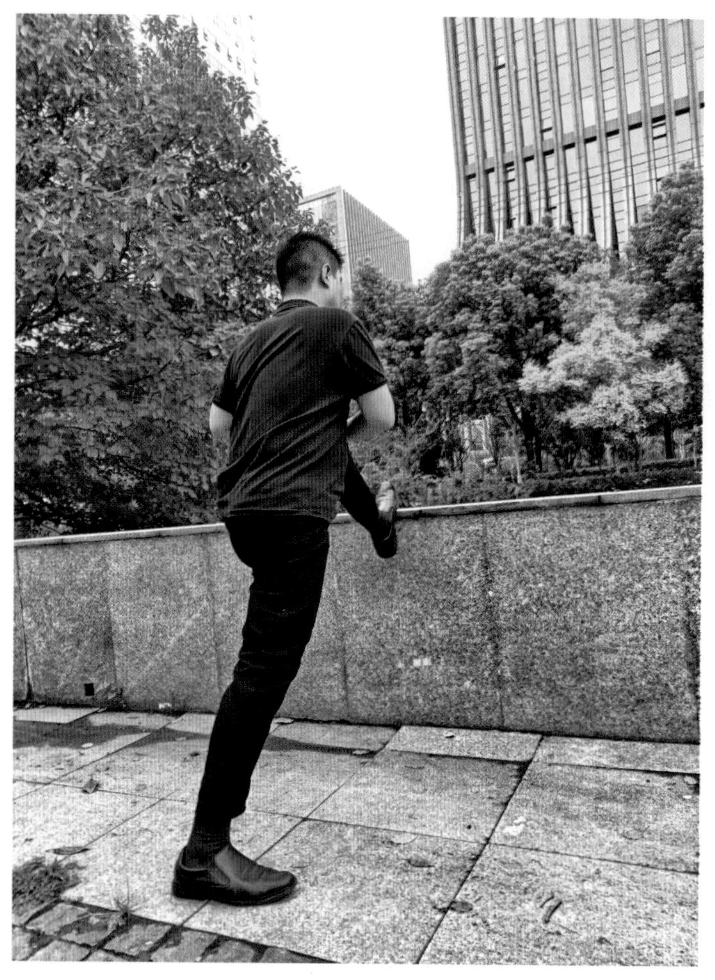

图 3–6　跑步后的拉伸

拉伸是相对于肌肉向心性收缩而言，是指针对目标肌肉或肌肉群，通过主动或被动的动作对肌膜（肌内膜、肌束膜、肌外膜）进行大幅度的牵拉，短时间内挤压包裹其中的血管和肌纤维。通过牵拉、放松的交替进行，缺血、充血有序出现，最终达到利用再灌注活动改善供血的目的，以促进组织修复，恢复肌肉、肌腱的柔韧性。

向心收缩：在肌肉收缩的过程中，长度缩短，从而引起关节活动。

离心收缩：是指肌肉在收缩产生张力的同时被拉长的收缩。

被动动作的拉伸是借助外力达到目标。主动动作的拉伸，主要是通过拮抗肌的向心收缩，使得目标肌肉（主动肌）离心收缩，这个离心收缩就是拉伸运动。

拉伸运动的要点：

1. 明确目标肌肉或肌肉群，通过关节活动度评估，结合肌肉触摸，确定拉伸运动的目标——紧张僵硬缺血的肌肉（患肌）。

2. 根据目标肌肉的功能，设计拉伸运动动作。一般做与目标肌肉功能方向相反的主动或被动的运动。

3. 人体有跨单关节肌肉，也有跨多关节肌肉。单关节肌肉可以让关节活动更稳定、更有力，如肱二头肌深部的肱肌，腓肠肌深部的比目鱼肌。跨多关节肌肉可以让关节活动灵活多变，常见的跨多关节肌肉有肱二头肌、腓肠肌、腘绳肌等。跨多关节肌肉的拉伸，可以一个关节一个关节地伸展，也可以多个相关关节一起伸展，前一个方法稳定，后一个方法速度较快，请大家视情酌用。

4. 拉伸运动前要做全方位多肌肉的收缩放松，以促进肌肉组织的血液循环，避免出现拉伸运动损伤。

5. 拉伸运动过程要避免出现疼痛现象，拉伸运动时遇到疼痛就停止继续加大幅度，在该角度或稍小于该角度拉伸即可。

6. 拉伸运动速度一定要缓慢，快速的拉伸运动容易导致肌肉损伤。

7. 拉伸运动的幅度要到位，拉伸运动的效率和拉伸幅度呈正相关，在避免损伤的前提下，要尽可能地大幅度拉伸运动。

8. 拉伸运动的时间要合理，根据年龄、体质、基础病以及病情程度等情况不同，建议循序渐进地进行拉伸运动，逐渐增加拉伸运动的持续时间。

9. 拉伸运动要分组交替进行，比如腘绳肌和臀大肌的拉伸运动，可以伸膝屈髋和屈膝屈髋交替进行。

第四章

调控呼吸的作用

呼吸运动，是通过呼吸肌的舒缩，引起胸廓有节律的扩大和缩小，从而完成吸气和呼气的运动过程。

呼吸是人体最重要的生命活动之一，不仅是人体生命活动的能量来源，而且是机体代谢物的排出途径之一。从婴儿剪断脐带开始到临终咽下最后一口气，呼吸运动都在持续为机体的生命活动和新陈代谢提供营养支持及动力帮助，正所谓呼吸不止，生命不息！

让我们通过解剖、生理及整体的脏腑影响来了解呼吸运动。

第一节　呼吸运动的解剖

呼吸运动的解剖包括骨性结构胸廓、呼吸肌和呼吸器官，三者共同协作，才能完成一次完美的呼吸运动。

一、骨性结构——胸廓

胸廓由脊柱（胸椎）、肋骨 / 肋软骨、胸骨组成（图 4–1）。

胸廓的作用：

1. 容纳保护胸廓内的心肺、肝脾等等重要脏器。

2. 胸廓的主动或被动变移，有利于呼吸。

相较于颈椎和腰椎，胸椎的活动幅度最小。脊椎如同人体的顶梁柱，上承头颅，下连骨盆，12 个胸椎两边连接 12 对肋骨。肋骨扁平细长呈弓状，肋骨向内移行为肋软骨，肋软骨由透明纤维组成，具有十足的弹性，但韧性较差。左右两侧的上七对肋软骨直接连接于胸骨，胸骨则像青铜器时代的宝剑一样，剑头向下竖立于人体的前正中线。第八到第十肋软骨依序附着于上一位肋软骨，形成肋弓，右左侧肋弓保护着深部的肝脾器官，临床上的肝脾触诊就在这个部位附近进行。第 11、12 肋不与肋弓相连，为浮肋。

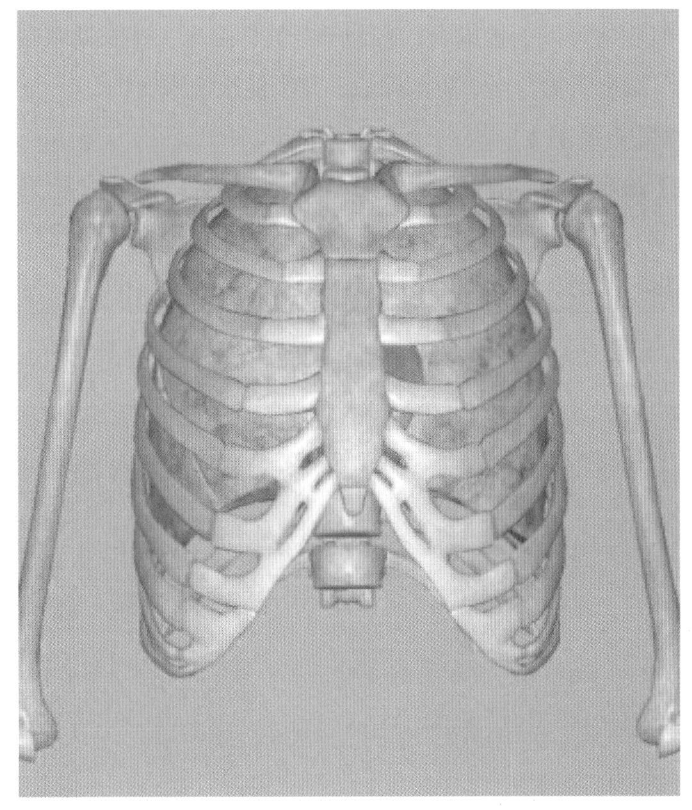

图 4-1　胸廓——呼吸运动的骨性结构

这些骨性解剖的特点决定了胸廓的活动性，为胸腔容积的变化创造了条件，有利于呼吸运动的顺利完成。胸廓一系列的主动活动均是通过周围相关肌肉的收缩放松完成的。

二、呼吸肌

肌肉是骨关节活动的动力来源，呼吸运动离不开呼吸相关肌肉的正常工作。当这些肌肉患肌化后，作为主动肌的会出现收缩的无力，作为拮抗肌的则会出现僵硬，不管是无力还是僵硬或兼而有之，都会影响正常的呼吸运动。我们按照从上向下，由外向内，先前再后的顺序讨论呼吸相关肌肉。

常见呼吸相关肌肉有胸锁乳突肌、斜角肌、胸大肌、胸小肌、前锯肌、肋间肌、膈肌、腹直肌、腹斜肌、腹横肌、竖脊肌等。

（一）胸锁乳突肌（图 4–2）

胸锁乳突肌位于颈前，上端附着于乳突和上项线，下方附着于胸骨和锁骨。本肌肉是连接头颈部和胸廓上端的重要肌肉，大家比较重视其对头面五官的影响，以及收缩时头颈部屈曲、同侧侧头、对侧转头的活动，往往忽略其对呼吸运动的影响。胸锁乳突肌收缩可以上提胸骨，有利于吸气，临床一些长期咳喘患者，检查发现胸锁乳突肌下端患肌化，当患肌消除后，呼吸能很快顺畅。

（二）斜角肌（图 4–2）

斜角肌位于颈前，上端附着于上几乎所有颈椎横突，下端附着于第 1、2 肋，斜角肌可以上提第 1、2 肋。我们认为这有利于吸气，当因为情绪激动、精神紧张等因素而出现过度呼吸时，斜角肌会出现患肌化，而当患肌消除后，呼吸不畅和憋堵感能较快缓解。

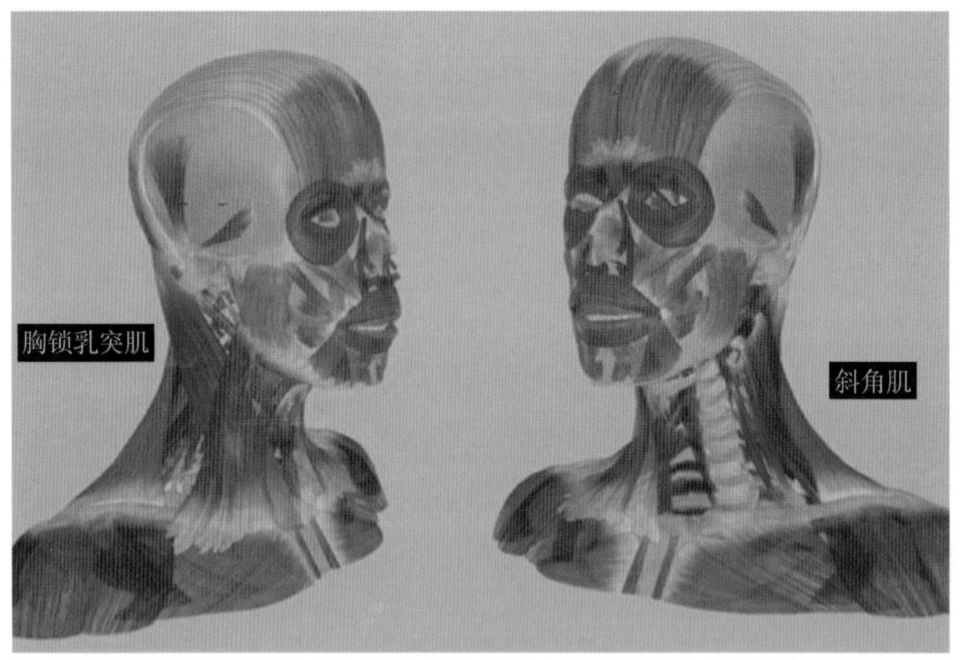

图 4–2　胸锁乳突肌和斜角肌的定位和走行

（三）胸大肌（4–3）

胸大肌位于胸前，外侧附着于肩前的肱骨大结节嵴。其内侧分为三部分，从上向下分别是锁骨部、胸骨肋骨部和腹部，其中锁骨部附着锁骨下方内 1/2 处，胸骨肋骨部附着于上 5 ～ 6 肋及胸骨，腹部连接于腹直肌鞘。胸大肌的紧张僵硬会限制胸廓的活动，影响正常的吸气。特别是长期伏案工作者，胸大肌的长时间紧张会导致圆肩驼背，也可能会出现吸气不畅。

（四）胸小肌（图 4–3）

胸小肌位于胸大肌的深部，上端附着于喙突，下方附着于第 3 ～ 5 肋。胸小肌的无力和僵硬也会影响胸廓的活动，出现吸气不畅。

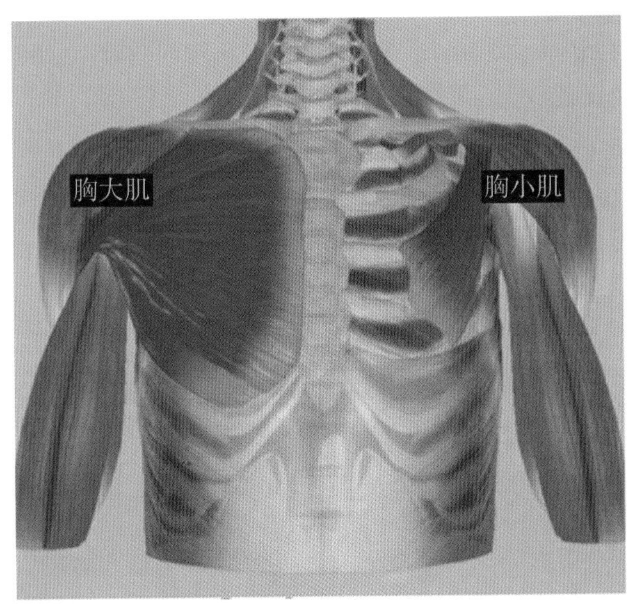

图 4–3　胸大肌和胸小肌的定位和走行

（五）前锯肌（图 4–4）

前锯肌位于胸廓侧面，内侧附着于肩胛骨内侧缘的肋面，外侧附着于上 8 肋或上 9 肋。因为情绪的异常，长时间浅快胸式呼吸会导致前锯肌患肌化，可能会直接限制胸廓的活动度，从而影响正常的呼吸运动。当我们把前锯肌放松后，马上就能感觉到呼吸顺畅，心旷神怡，所以我们常常称前锯肌为“开心肌”。

（六）肋间肌（图 4–4）

肋间肌位于相邻两肋的中间，由肋间内肌和肋间外肌组成。肋间外肌收缩时可上提下位肋骨，使肋骨向上向外运动，胸廓扩张，有利于吸气。肋间内肌收缩可以降肋，配合膈肌舒张有利于呼气。肋间肌是胸式呼吸的重要参与肌。

（七）膈肌（图 4–5）

膈肌位于胸腔下方。膈肌呈穹窿状，中间是腱性结构，称为中心腱，周围是放射状分布的肌肉，周边肌肉附着于剑突后、肋弓内，后面的左右膈肌脚远端移行为腱膜样结构，附着于上 2 ～ 3 位腰椎椎体前面两侧，膈肌和腰大肌关系密切。膈肌是胸腔和腹腔的分界，上方是心、肺、纵隔等胸腔脏器，下方是肝、脾、胃、肠、肾等腹腔脏器。膈肌的中间有 3 个裂孔，分别是主动脉裂孔、腔静脉裂孔和食管裂孔。其中主动脉裂孔有主动脉和和胸导管通过；腔静脉裂孔有下腔静脉和膈神经通过；食管裂孔有食管和迷走神经通过。这些通过裂孔的器官组织的主要作用是向腹部及下肢提供新鲜高能的动脉血，以及收集携带代偿废物的静脉血和淋巴液回流，传运口腔食管送下的饮食，以及穿行支配调节呼吸、循环、消化系统功能的神经等。膈肌收缩时，穹顶下降，胸廓上下径增加，有利于吸气；膈肌放松时，穹顶上升，胸廓上下径复原，则有利于呼气。当膈肌出现问题时，可以直接影响呼吸运动，也可以间接影响胸腔、腹腔脏器的功能。

（八）腹直肌（图 4–5）

腹直肌位于腹部前方，上端附着于剑突和两侧的第 5 ～ 7 肋，下方附着于耻骨联合。腹直肌收缩可以屈曲脊柱，另外还具有维持腹压的作用。当腹直肌绷紧时，腹压增高，有利于呼气，但不利于吸气。

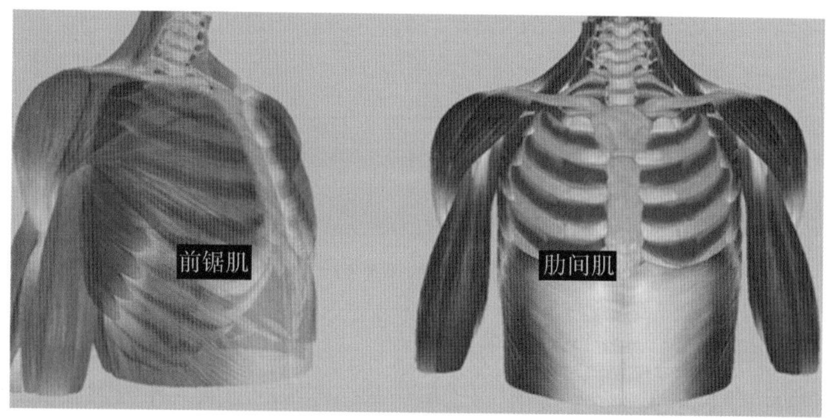

图 4–4　前锯肌和肋间肌的定位和走行

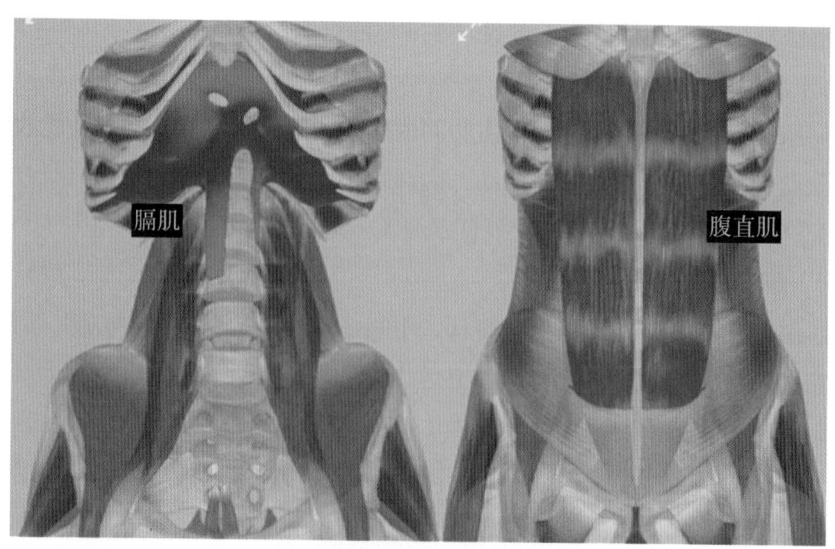

图 4–5　膈肌和腹直肌的定位和走行

（九）腹斜肌（图 4–6）

腹斜肌位于腹部的两侧，可分为腹内斜肌和腹外斜肌。腹内斜肌上方附着于胸廓的内面，腹外斜肌上方附着于胸廓的外面，腹斜肌的内侧移行为腱膜，分别从前后包裹着腹直肌。腹斜肌对于呼吸运动的影响和腹直肌相似。

（十）竖脊肌（图 4–6）

竖脊肌位于脊柱两侧，由内向外分别是棘肌、最长肌和髂肋肌。竖脊肌主动收缩时可以伸展脊柱，打开胸廓，有利于吸气。

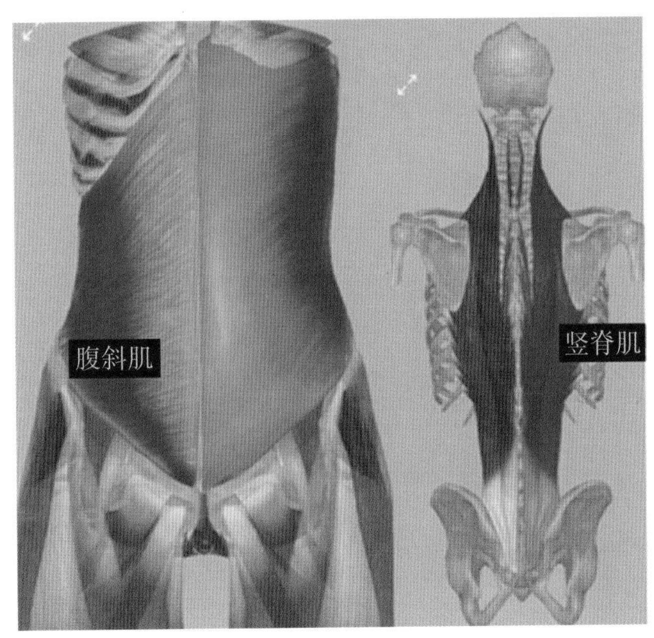

图 4–6　腹斜肌和竖脊肌的定位和走行

三、呼吸器官

呼吸器官包括鼻（口）、咽喉、气管、支气管和肺（图 4–7）。呼吸器官是人体进行气体传导和交换的场所，其中呼吸道完成气体传导功能，鼻（口）、咽喉属于上呼吸道，气管、各级支气管属于下呼吸道。呼吸道内表面被覆假复层纤毛柱状上皮，这种组织有利于将细菌、灰尘等异物排出体外。

上下呼吸道任何一个部位不通畅都会影响呼吸功能，上呼吸道及气管的堵塞（如异物）会出现吸气性呼吸困难，而呼气性呼吸困难多见于支气管哮喘、慢阻肺等下呼吸道阻塞性疾病。气体交换的部位在肺，特别是在肺泡，这是呼吸系统的终末结构。肺泡呈半球状囊泡，由单层上皮细胞组成。肺泡壁薄而有弹性，肺泡表面有一层黏液层，被称为肺表面活性物质，该物质有利于肺泡保持弹性回缩力。肺泡之间有富含毛细血管网和弹性纤维等结缔组织的肺泡膈。肺泡的这些组织结构有利于呼吸道吸进来的氧气弥散到毛细血管，并使毛细血管中的代谢废物二氧化碳等进入肺泡，呼出体外。

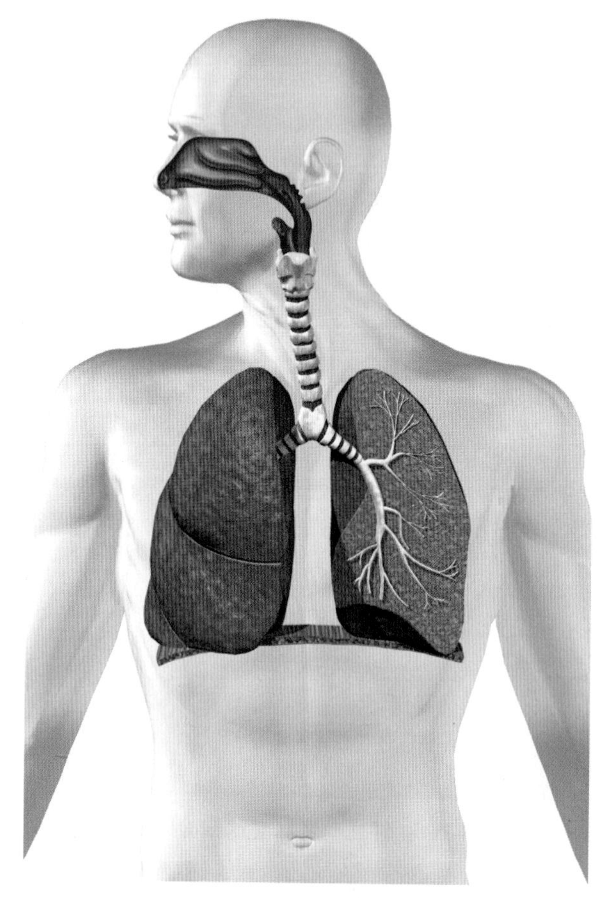

图 4-7　呼吸器官示意图

肺脏和胸廓之间有胸膜间隔。胸膜外面被覆胸廓内面者，称为壁层胸膜；内面被覆于肺脏等胸腔脏器表面者，称为脏层胸膜。脏、壁层胸膜形成胸膜腔，正常情况下胸膜腔呈负压，所以这是一个潜在的密闭的腔隙性结构，中间有少量滑液，有利于减缓呼吸运动时脏器和胸廓的摩擦。根据脏胸膜的位置不同，可以将其分为：胸膜顶——包裹着肺尖；肋胸膜——附着于胸廓内面；隔胸膜——被覆于膈肌上面；纵隔胸膜——位于两肺之间。胸腔脏器的炎症、结核、肿瘤等因素可以导致胸膜腔积液，严重者可挤压肺脏出现肺不张。在胸背部进行传统针灸或针刀等治疗时，若是进针角度过大或者进针过深，容易刺破胸膜，外界气体进入胸膜腔，负压状态改变，从而出现气胸，甚至因为持续压力增加而压迫肺脏，出现肺不张。

第二节　呼吸运动的方式

呼吸运动的方式，主要有胸式呼吸和腹式呼吸。

一、胸式呼吸

胸式呼吸是以肋间外肌运动为主，膈肌运动相对较弱的一种呼吸运动方式。这种呼吸运动胸廓扩张较明显，主要由上肺部参与，下肺部不参与。胸式呼吸相对浅快，多见于人们剧烈运动时、部分女性和腹部有病痛者（如腹部术后患者）。胸式呼吸运动换气效率不够高，建议锻炼运用下面的腹式呼吸。

二、腹式呼吸

腹式呼吸是以膈肌运动为主，肋间肌运动较弱的一种呼吸运动方式（图 4–8）。这种呼吸运动胸廓上下径增大而胸廓扩张较小，腹式呼吸全肺参与，相对呼吸深长。

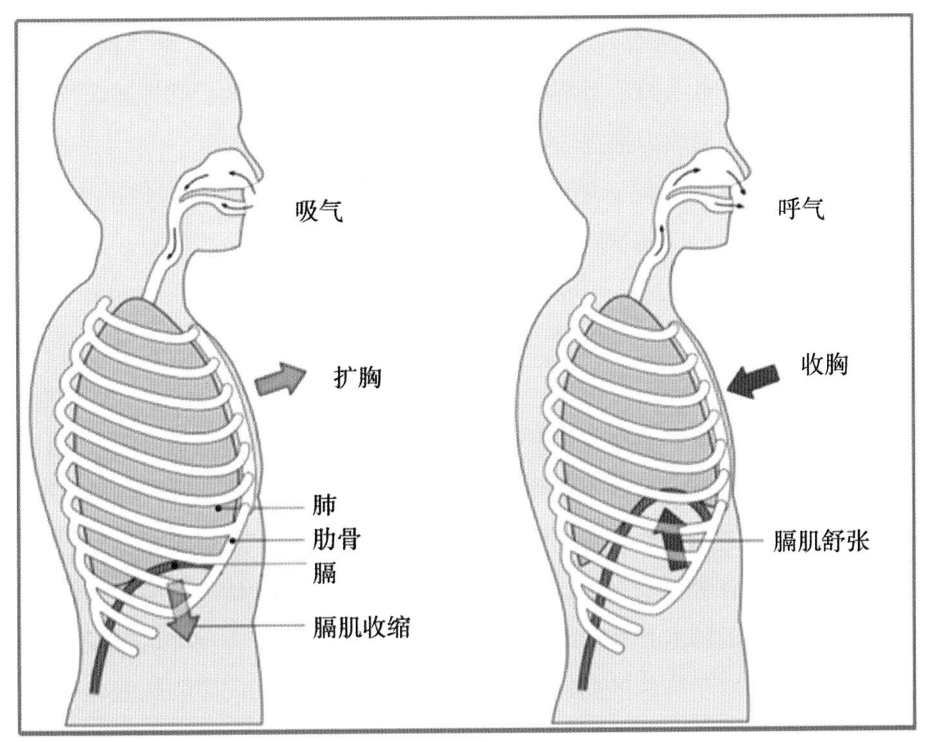

图 4–8　腹式呼吸以膈肌运动为主

关于气息吐纳方面的养生保健，大部分需要练习正确的腹式呼吸，锻炼方法各异，在第七章有专门介绍。

三、肺通气、肺换气、内呼吸

无论是胸式呼吸还是腹式呼吸，它们都是呼吸的方式，下面介绍整个呼吸的组成。

传统中医称“一呼一吸”为一息，呼吸之间，完成肺和外界的气体交换，这个过程被称为“肺通气”；呼吸之间，完成了肺泡和肺毛细血管血液的气体交换，这个过程被称为“肺换气”；呼吸之间，完成了血液循环和组织细胞之间的气体交换，这个过程被称为“内呼吸”，内呼吸又被称为组织换气。肺通气、肺换气和组织换气这是一个完整的呼吸过程，这个呼吸过程息息相通、步步衔接，同时有序进行，为机体的新陈代谢提供了重要的物质基础。

（一）肺通气

肺通气的顺利完成，需要呼吸肌和呼吸器官天衣无缝的配合。吸气时，膈肌收缩，中心腱下降，肋间外肌收缩，导致胸廓扩大，胸腔内的压力小于体外大气压力，新鲜的空气就会通过鼻、咽喉、气管、支气管传送到肺泡；呼气时，大部分靠肺表面活性物质的弹性回缩力。吸气主要靠呼吸肌的主动运动，呼气相对不费力。吸气运动相当于肺泡吹气球，外界的空气充满气球需要用力的；呼气运动相当于气球放气，气球的弹性回缩力把空气排出，所以放气相对不费力。

但人体各异，状态不同，如何评估机体的通气功能？一般通过以下指标评估：①潮气量：即平静呼吸时每次呼或吸气的容量。临床常常测量吸气量，一般情况下成人 8 ～ 10mL/kg，小儿 6 ～ 10mL/kg，故成人的潮气量为 400 ～ 600mL。②肺活量：即最大吸气后尽力呼出的气量。肺活量 = 潮气量 + 补吸气量 + 补呼气量，一般情况下、成人男性的肺活量为 3500 ～ 4000mL，女性肺活量为 2500 ～ 3000mL。

我们可以模拟一下：膈肌收缩下降，平静吸气，这时的吸气量为潮气量；在平静呼气之前有一个停顿，这时不要呼气，人体调动肋间肌、膈肌等呼吸肌收缩，改变胸廓的形态，增加胸腔的容积，继续最大幅度地深吸气，这种继续补充的吸气量称为补吸气量；实在吸不下去了，停顿一下开始呼气，刚开始的平静呼气是因为膈肌放松上提，充盈的肺泡弹性回缩，这时不费力的；若想进一步呼出更多气体，就需要腹部肌肉和附着于胸廓的其他呼吸肌的收缩，以减小肋间隙和胸腔容积，才能继续补充呼气，这种后来竭尽全力呼出的气量就是补呼气量。

肺通气的影响因素：①呼吸道的通畅程度下降，如异物、炎症、肿瘤、哮喘、慢阻肺等影响因素。②肺泡的异常，如肺大泡形成、肺不张、肺脓肿等疾病。③胸膜腔的异常，如胸腔积液、气胸等疾病。④胸廓的畸形或活动度下降。⑤呼吸肌的异常，如呼吸肌的僵硬和无力会导致呼吸运动的异常。

有不少锻炼气息的方法是要把呼吸变得深长，呼吸深是要提高补吸气量和补呼气量，呼吸深度的增加可以提高整体呼吸过程中的分压差，有利于快速进行气体交换；呼吸时间长则更有利于提高肺换气和组织换气的转换量，进而提高机体的新陈代谢。经常有练家子说吸气要吸到下丹田，下丹田的描述各不相同，主要有脐后肾前，脐下关元穴，神阙、气海、关元等下腹部一个区域这几种说法。但很显然，吸入的空气不可能通过肺泡到下腹部，即便是肺大泡破裂也无法实现，因为中间有一个重要的分界结构——膈肌，又如何做到“气沉丹田”呢？

分压差：混合气体中，各气体分子运动产生的压力为该气体的分压，两个区域的某气体分压的差值就是该气体的分压差。分压差是气体扩散的动力。

我们推测，气沉丹田可能是让练习者把注意力放在小腹部，使得小腹部的肌肉（尤其是下段腹直肌）保持轻微的紧张状态。因为腹直肌等腹部肌肉处于紧张状态，不能完全放松，使得腹式呼吸的过程进行缓慢，改变了呼吸的速度，人体的肺通气会更加充分一些。

（二）肺换气

肺换气是肺泡和肺毛细血管血液之间的气体交换。由于氧分压差，肺通气进入肺泡中的氧气会顺势扩散到静脉血；又由于二氧化碳分压差，静脉血中的二氧化碳也会顺势扩散到肺泡。影响肺换气的因素有：

1. 呼吸膜的面积和厚度

呼吸膜是肺换气的工作场所，是由肺泡和邻近毛细血管壁之间的6层结构组成的复合体，总面积大约70m^2。平静时呼吸膜工作的面积大约40m^2，厚度大约0.6μm。呼吸膜面积的减少和厚度的增加都会使肺换气能力下降。

2. 氧气及二氧化碳的分压差

分压差的大小会影响气体的弥散速度。

3. 通气 / 血流比值

当肺泡通气量和肺血流量二者的比值为0.84时，换气效率最高，被称为黄金比例，比值的增高或降低都会使换气功能下降。

（三）内呼吸（组织换气）

组织换气是血液和组织细胞之间的气体交换，是肺通气肺换气的最终目的。组织换气和肺换气的原理相同，都是通过氧气和二氧化碳的分压差，使血液中的氧进入组织细胞，而组织细胞的代谢产物二氧化碳扩散进入血液。气体进出的载体是血液、组织液和细胞内液。血液中的二氧化碳通过肺换气和肺通气最终排出体外。影响组织换气的因素如下：

1. 毛细血管和组织细胞间的距离

近水楼台先得月，距离供血越近，组织换气越快。

2. 组织细胞周围毛细血管的血流速度

流速越快，组织换气越快。

3. 组织代谢速度

组织代谢增快则组织换气增快。

4. 氧气和二氧化碳的分压差

分压差越大，组织换气效率就越高。

这些组织换气因素，我们日常生活能够改变的很少，只有第 2 个因素能够把控一点：气血操练习时脸红脖子粗，使得毛细血管的血流速度加快，可流经组织更多，换气的速度也增加。

第三节　呼吸运动对循环系统、消化系统的影响

呼吸运动不仅影响呼吸系统，还会对循环系统和消化系统产生影响，甚至间接影响泌尿生殖系统。

》》一、呼吸运动对循环系统的影响

循环系统包括心血管系统和淋巴系统，心血管系统运送的是血液，淋巴系统运送的是淋巴液，我们平时说的循环系统主要是指心血管系统，该系统是由心脏、动脉、毛细血管、静脉组成的循环无端的密闭通道。呼吸运动对循环系统的影响大概有以下两方面：通过肺换气把肺循环的静脉血转变为动脉血；为血液循环提供辅助动力。

循环系统的动力来源于心脏的搏动，心脏就像发动机，通过有力的节律舒缩，把动脉血源源不断地泵出。一个完整的体循环是否单独依靠心脏的泵血独立完成呢？答案是否定的。

首先，心脏的泵血受胸压的影响。有题为《不同深度机械胸外按压对心脏射血分数及升主动脉血流的影响》的研究显示：机械按压深度为 5cm 时，平均心脏射血分数为（30.83±4.62）%，平均升主动脉血流流速为（32.40±5.45）cm/s；机械按压深度为 6cm 时，平均心脏射血分数为（33.23±4.92）%，平均升主动脉血流流速

为（35.70±6.99）cm/s。其说明，在外力的作用下，胸压的变化对心脏泵血有影响。

那么正常呼吸是否对心脏及血流有影响呢？《胸压变化对血流动力学影响的力学原理研究》发现：二尖瓣及主动脉瓣的最大血流速度均在呼气相增加，吸气相降低；三尖瓣和肺动脉瓣则相反，其最大血流速度在吸气相增加，呼气相降低。二尖瓣 E 峰峰值血流速度的呼气相比吸气相增加约 7cm/s，血流速度呼吸性波动指数 8.39%；三尖瓣 E 峰峰值血流速度的吸气相比呼气相增加约 9cm/s，血流速度呼吸性波动指数 16.4%；主动脉瓣 E 峰峰值血流速度的呼气相比吸气相增加约 5cm/s，血流速度呼吸性波动指数 4.71%；肺动脉瓣 E 峰峰值血流速度的吸气相比呼气相增加约 5cm/s，血流速度呼吸性波动指数 5.73%。该研究还发现：平静呼吸时室间隔运动轻微，深呼吸时运动较明显；吸气时室间隔向左室移动，呼气时恢复正常。

所以呼吸时的胸压改变对心脏及血流的影响是客观存在的，关于其机制国内外专家提出了一些假说。从解剖位置来看，心、肺同居胸腔，二者不仅通过肺动静脉直接相连，而且双肺在两侧环抱着心脏，当吸气状态时，膈肌下降，胸压下降，相对负压会产生抽吸作用，有利于外周静脉血液回流右心房，并促进右心室收缩，泵出静脉血快速进入肺循环，右心的三尖瓣和肺动脉瓣次第开放，在右心室泵血时仅有肺动脉瓣开放，静脉血快速流出到肺毛细血管网；当呼气状态时，膈肌上提，胸压增加，不仅有利于促进肺泡排空，更可助力左心室向主动脉的泵血，在胸压的辅助下左心室更有力地把动脉血泵到体循环，供养全身器官组织。

呼吸运动改变了胸压，可以辅助心脏泵血，那么呼吸运动对于血液的进一步运输有没有帮助呢？答案是有的：呼气时膈肌上抬，胸压上升，有利于左心室泵血到主动脉；吸气时膈肌下降，腹压上升，则有利于辅助推动腹主动脉血流向更远处，即有利于充分地将血液灌注到腹部脏器。当然四肢骨骼肌的收缩舒张也会有利于促进穿行其中的动脉血流布散，有利于静脉回流。

二、呼吸运动对消化系统的影响

消化系统是一个负责饮食消化吸收的重要系统，由消化管和消化腺组成。其中消化管包括口腔、食管、胃、小肠（包括十二指肠、空肠和回肠）、大肠；消化腺包括散布在消化管之中的小消化腺和三大消化腺，即唾液腺、肝脏和胰腺。食物经过口腔咀嚼，通过食管送到胃，胃中腺体分泌胃蛋白酶、胃酸等有助于消化吸收的物质，再加之胃体有节律地自上而下地蠕动，使食糜通过幽门到十二指肠并逐渐完成胃排空。肝脏分泌的胆汁储存于胆囊，胆汁可使脂肪乳化，并促进脂肪酸和脂溶性维生素的吸收。胰腺分泌含有碳酸氢钠、胰蛋白酶原、脂肪酶、淀粉酶等的胰液，有助于消化蛋白质、脂肪和糖类三大营养物质。胆汁和胰液排入十二指肠，可以中和胃酸，提高消化吸收能力。小肠则是食物消化吸收的主要场所，这是因为：①成人小肠长度 5 ～ 7m，有利于食糜较长时间在此停留。②小肠内不仅有胆汁、胰液等消化液帮助，还有肠道本身分泌的助消化液激素的作用，如促胰液素、胆囊收缩素等。③小肠有规律地自上而下地蠕动，促进消化吸收过的食物残渣通过大肠排出体外。

消化道受盛、传化的动力来自胃肠的蠕动，膈肌的上下运动对胃肠蠕动有推助作用，有利于胃肠内容物的排空。有人说我刚跑完 10 公里为什么不饿呢？那是因为剧烈运动时较快的胸式呼吸不利于胃肠蠕动排空，深长的腹式呼吸对于胃肠动力的提高才大有裨益。我们可以坐位或仰卧位试一试深长的腹式呼吸，可能没过多长时间肚子就咕噜咕噜地抗议了。

凯格尔运动：又称为骨盆运动，是美国的阿诺·凯格尔医师于 1948 年所创造的，其主要功能是锻炼骨盆肌肉，常被用来缓解尿失禁、妇女的产后尿失禁以及男性的早泄问题。

凯格尔运动的目的在于借着伸展骨盆底的耻骨尾骨肌来增强肌肉张力，用来让骨盆底做好诸如怀孕后期和生产所造成的生理压力的准备。

膈肌就像一部永动机，不断地上下运动，不仅影响胸腔的心肺，还能影响腹腔的胃肠，甚至还可以影响到下腹的泌尿生殖系统的功能。一般认为，盆底肌为腹盆部托底，劳苦功高。漏尿、妇科脏器下垂、前列腺疾患等泌尿生殖系统问题都被认为和盆底肌有关，并且这种观点已被妇科及康复科广泛认可。现在个人锻炼盆底肌的凯格尔运动及专科指导锻炼的盆底肌康复也比较盛行。但是浮针临床上发现，这些问题不仅和盆底肌有关，还和腹部肌肉及膈肌患肌化关系密切。这可能和盆底肌、膈肌和腹肌共同维持腹压有关，它们属于协同肌，盆底肌等功能异常导致的泌尿生殖系统疾患也能通过气血操改善。

第五章
仿生学的运用

人类在进化过程中有一个很重要的环节就是观察学习。人们通过对自然界日月星辰和山川河流的观察，开创了天文学、地理学；在和疾病做斗争的过程中，开创了医学；还有通过对动物或昆虫等生物功能习性的观察，开创了仿生学。仿生学“Bionics”的命名者斯蒂尔说：“仿生学是模仿生物原理来建造技术系统，或者使人造技术系统具有或类似于生物特征的科学。”

第一节　仿生学介绍

仿生学就是模仿生物的科学，这是一门既古老又现代的学科。古代圣人常常是仿生学的专家，地《庄子·天地》有云：“夫圣人，鹑居而彀食，鸟行而无彰。”返璞归真、随遇而安是一种生活态度，也是一种价值观的体现，也是指导养生者修身养性的重要方法。

仿生学不仅影响了人文思想，更指导了科学技术的发展。中国的木匠鼻祖，春秋鲁国人鲁班先生和仿生学有着密切的渊源，其中有一个故事不得不提：鲁班被齿状草叶割伤皮肤，受此启发，发明了后世木工常用的锯子。先秦时期《韩非子》记载鲁班“削竹木以为鹊，成而飞之，三日不下”。《三国志·蜀书·诸葛亮传》有载：“建兴九年，亮复出祁山，以木牛运，粮尽退军……十二年春，亮悉大众由斜谷出，以流马运，据武功五丈原，与司马宣王对于渭南。”鲁班发明的锯子、用竹木做飞鸟和诸葛亮木牛流马运粮草，都属于仿生制造工具，这是我国古代仿生学的具体体现。

传说西方历史上有一场著名的战争，发生在古希腊。特洛伊王子访问希腊时，诱骗希腊王后与他私奔。希腊国王举兵攻打特洛伊，却因为特洛伊城非常高大坚固，闪击战变成了持久战，用9年的时间攻城未果。第10年，终于有一位智者献出妙计，制作非常高大的木马，腹部可容纳数十人，放置城门口，希腊大军佯装撤军。特洛伊人认为这是神的赐予，欢天喜地把木马拉到城里（图 5-1）。晚上木马中的勇士打开城门，内应希腊大军，特洛伊城遂破。特洛伊木马也体现了仿生学的特点。

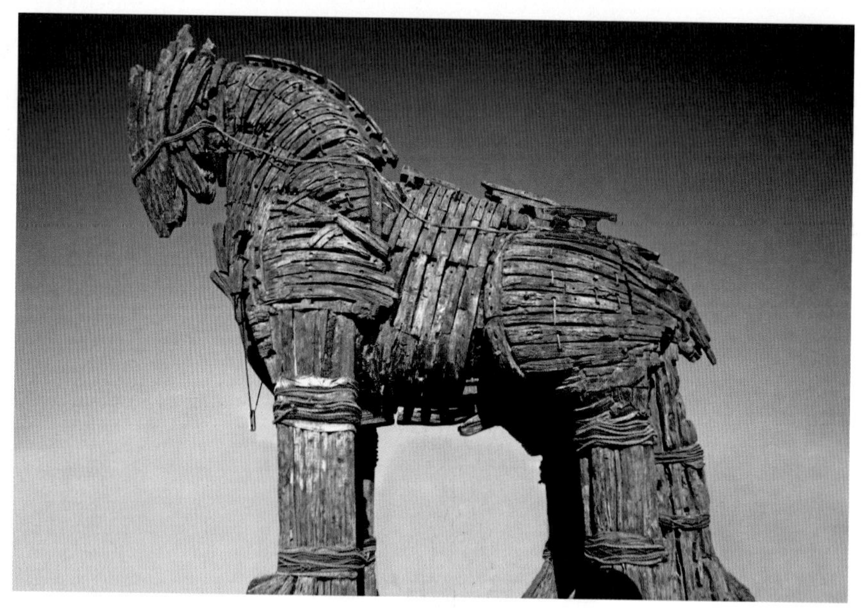

图 5-1 特洛伊木马

1960 年，美国人斯蒂尔召开了第一届仿生学（bionics）讨论会，这标志着现代仿生学的开始。

根据鱼类依靠鱼鳔升降的原理，人类制造出潜水艇；根据蝙蝠、海豚等动物的超声波定位，人类发明了雷达系统、声呐系统；根据蛙眼识别运动物体的特性，人类发明了电子蛙眼，主要用于机场识别指挥飞机降落……随着计算机和人工智能的深度运用，模仿人类的仿生产物机器人问世了，并在不断更新换代中。未来的机器人不但会模仿人类的技能，还可能实现思考功能。

人类可以通过工具和技术实现模拟鹰的眼睛、狼的耳朵、豹的速度和熊的力量，可以上九天揽月，也可以下五洋捉鳖。不仅如此，前段时间医学界放出一个惊人消息，2022 年 1 月 7 日马里兰大学医学院开展了全球首例猪心脏移植手术，该患者患有终末期心脏病，不符合人体心脏移植手术以及使用心脏辅助装置的条件。该患者最终选择了经过多种基因编辑的猪心脏。术后患者移植的猪心脏工作良好，未见排斥反应。非常遗憾的是，两个月后患者病情恶化去世，最终怀疑是猪巨细胞病毒造成的。尽管如此，患者的儿子最后还是非常感谢这样的科学探索，他说道："We hope this story can be the beginning of hope and not the end."（我们希望这个故事可以成为希望的开始，而不是结束。）

可以说，中医养生学及气血操的发展过程也离不开仿生学的应用，下文我们将详细介绍。

第二节　仿生学在养生学中的应用

龟和蛇在传统文化中被誉为充满智慧且长生不老的动物，它们结合在一起被称为玄武（图 5–2），这也是古时候图腾崇拜的产物，左青龙、右白虎、前朱雀、后玄武也成为古代天文学中的四象。古人为什么崇拜龟蛇呢？一个很重要的原因就是长寿。长寿不仅和遗传有关，生活方式和习惯对其也大有影响。冬眠和慢生活是龟蛇的特点，减慢呼吸心跳，降低基础代谢便是其中的主要机制。道家根据仿生学机制，发明了龟息法（又叫龟息大法、龟息功、玄武定、龟息真定功，是属于仿生气功之一的吐纳气功），据说彭祖长寿也是坚持练习龟息法的结果。

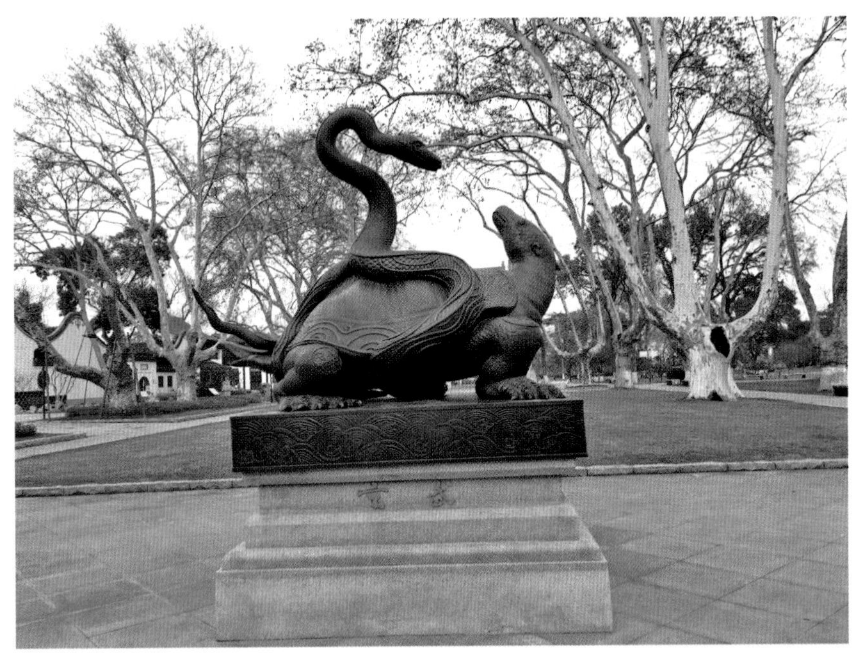

图 5–2　南京市玄武湖的“玄武”铜像

人类由四肢着地到站立生活双手劳作，是重要的进化结果。这个进化让人体重心转移到脊柱，特别是随着社会的发展，职业分工日渐精细，保持一个姿势或反复一个动作的机会越来越多，颈椎、腰椎出现病痛的概率也越来越大。华佗医生根据“虎、鹿、熊、猿、鸟”的动作特点发明了五禽戏，五禽戏不仅可以舒筋活血、强筋壮骨，还能达到延年益寿之功效。古印度的瑜伽术也受到不少动物如眼镜蛇、骆驼、猫等特殊动作的启发。坚持合理锻炼五禽戏、瑜伽等都可以达到养生保健之目的。

那么人类养生保健操为什么可以仿生而来？可能是因为人类的解剖生理和其他脊椎动物类似，上皮组织被覆于疏松结缔组织之外，结缔组织联系、保护、支撑着肌肉组织，肌肉为血液循环提供动力，血液循环滋养着肌肉，神经组织监控、指挥肌肉活动。我们拥有类似的解剖生理，也会有相似的病理状态。在研究疾病规律时，很多情况不适合以人类直接做科研，于是人们用大鼠、小鼠、兔子等制作动物模型以观察疾病的规律和干扰因素的效果，然后类推指导人们进一步的科学研究。用动物做实验，实际上也可以说是仿生学的运用。

动物们劳累或受伤后如何自我修复？劳作一天的牛、马、驴等家畜会找堵墙或一根木桩摩擦、挤压局部组织，从而改善局部的瘀血状态，这就相当于按摩；或者马、驴子等动物会就地打滚，以松解紧张的肌肉、加快血液循环、促进肌肉修复，这就相当于再灌注活动；猫、虎、豹等猫科动物劳累后会伸懒腰，并配合呼吸运动，以利于肌肉修复，这就相当于简单的气血操。

不要小看伸懒腰、打哈欠的锻炼方式。2008 年 3 月 10 日《中老年时报》报道，110 岁长寿老人俞生光，在劳累后就会用伸懒腰等方法缓解疲劳。伸懒腰可以促进淤积在体循环中的静脉血快速回流到心脏，增加回心血量，从而提高动脉泵血量，因此提高血液循环效率。伸懒腰虽然不能提高造血能力，但可以使缓速流动的循环血流大大提速。这样不仅能为缺血的肌肉软组织带来新鲜的动脉血，还能为心、脑、肾等重要脏器带来更多的营养与能量。

我们通过观察发现，强有力的牵拉肌肉配合深度的呼吸，可以快速有效地缓解局部肌肉的缺血缺氧状态，改善肌肉功能障碍，消除疼痛，恢复肌肉松软弹性，提高关节活动度。而消除患肌后，还能改善脏腑血液循环，提高脏腑的修复能力，促进脏腑功能的康复，这些都是气血操的功能所在。

第六章
古今中外的舒筋术

舒筋术主要是指以舒筋活络为主要目标的一种运动疗法，舒筋术的形成不仅与仿生学的应用有着极为密切的联系，其中不少动作及原理更是与气血操有着异曲同工之妙。下面让我们从古今中外几个维度来了解一些舒筋之术，方便加深我们对气血操的理解。

第一节 《导引图》

20 世纪 70 年代，中国考古界发生了一个大事件，湖南长沙马王堆西汉古墓出土震惊世人，被老百姓津津乐道。生活在公元前 2 世纪的辛追夫人，距今已 2000 多年，据说棺椁打开时容貌如生，皮肤富有弹性，血管保持良好，关节被动活动自如，甚至在胃里还能发现未消化的瓜子。民间更发挥想象的翅膀，演绎成辛追夫人和韩信、刘邦的爱情故事。

而医务工作者更关注的是中医古籍的情况，马王堆出土的帛书医简意义重大，影响深远。里面有现存最早的经络专著《足臂十一脉灸经》、现存最早的医方著作《五十二病方》，还有现存最早的养生保健操《导引图》（图 6–1）等等。

《导引图》中有 44 个导引动作，图中男女俱齐，人物栩栩如生，形态各异，或依靠棍杖，或徒手进行，或屈或伸，或拉或压，或侧屈，或旋转，脊柱、四肢关节都有参与。导引是呼吸运动和肢体活动相结合的养生操，通过锻炼可以提高心肺功能和脊柱、四肢的灵活性。我们从图中的部分动作了解到了我国最早的养生保健操。可惜因年代久远，有些示意文字缺失，只有图像演示。

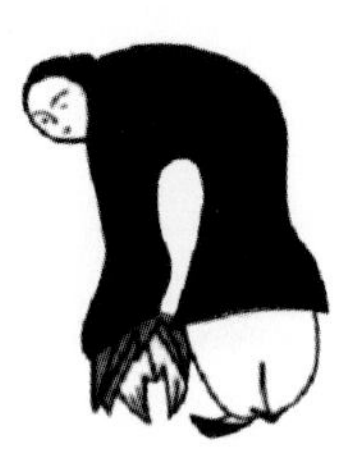
弯腰：
俯身弯腰，垂臂转颈。

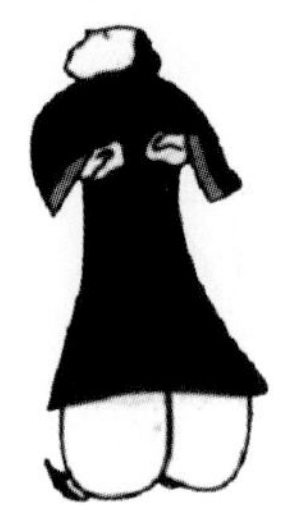
嘻：
捶背。

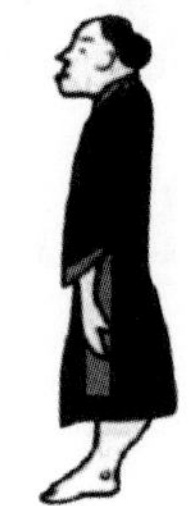
咽：
闭气不息，引颈咽气。引肾病。

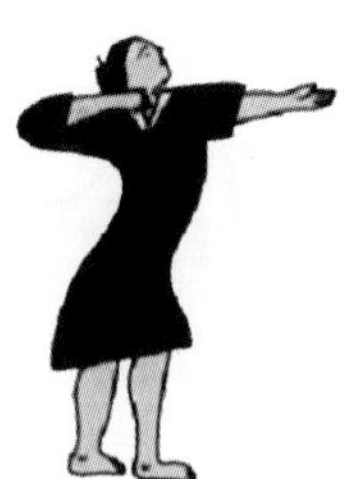
挽弓：
两臂分别向左右打开，做扩胸运动，似挽弓状。

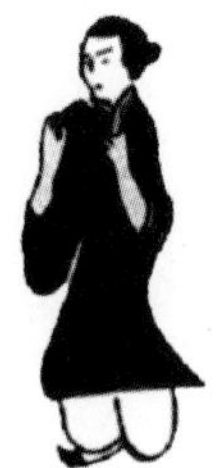
振手：
沉肩垂肘，举两手于胸前。

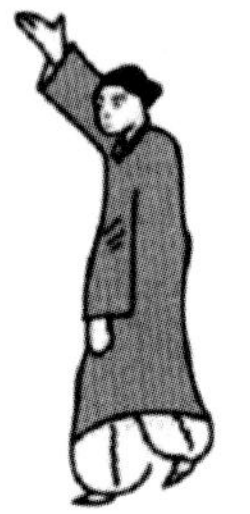
折阴：
迈右足，举右手，落左手，向地面下插。

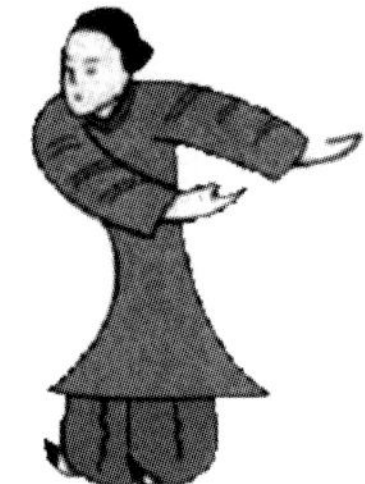
凫浴：
两手并行向一侧拔，头向另一侧转颈。

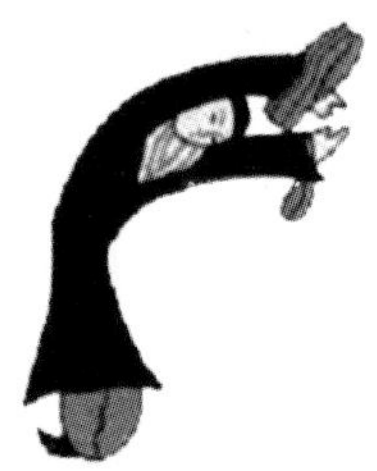
翻腰：
俯身垂臂，以腰为轴，举两臂随腰翻转，向后回首反顾。

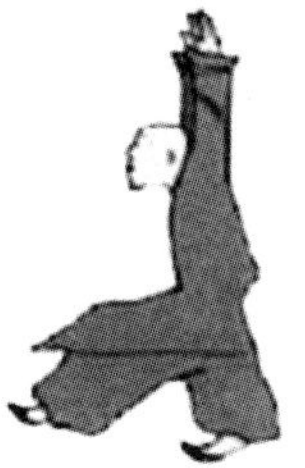
伸下肢踢脚，举上肢舒肋。

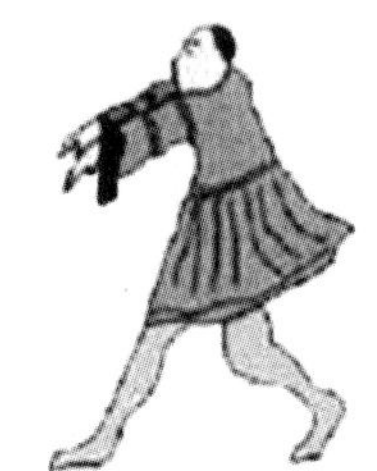
痛明，“呵”：
一边迈步，一边将两手向胸腹前直臂深处，手背朝前。

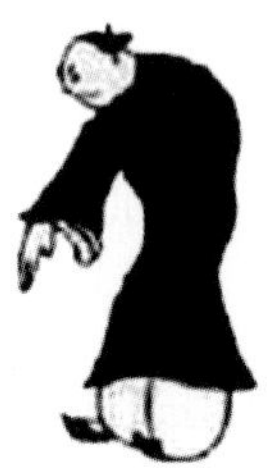
拱脊：
手下伸，背上拱。

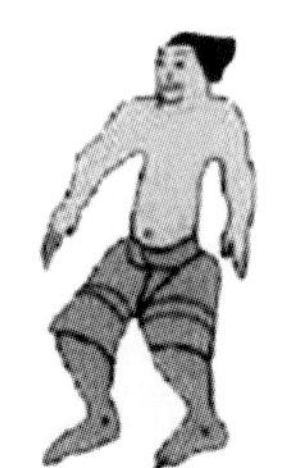
引颓：
养气站桩。

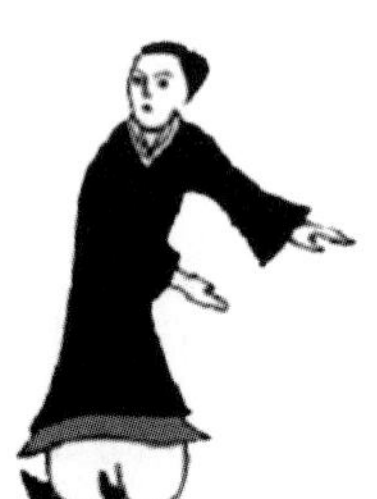
摆臂：
直立，双臂平行左右摆动。

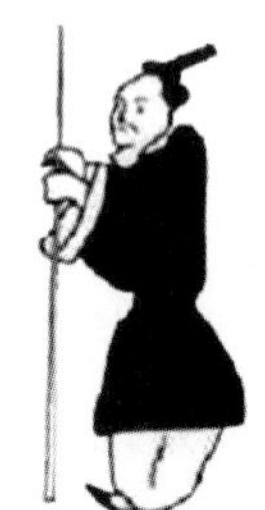
以杖支地，前后往复轻摇身躯。

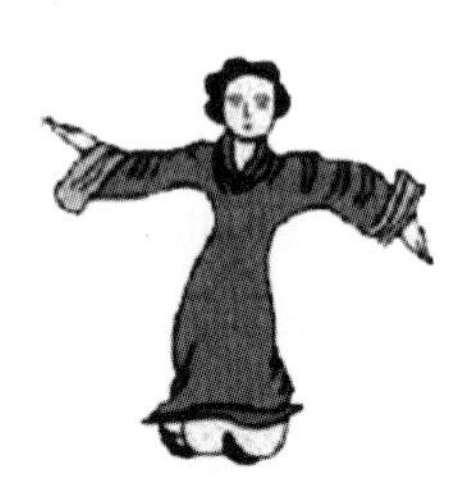
腹中：
两臂侧平举，髋部轻摆，两臂拗式旋转。

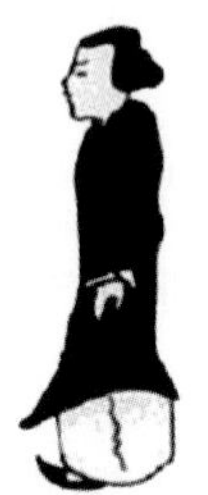
胎息行气。

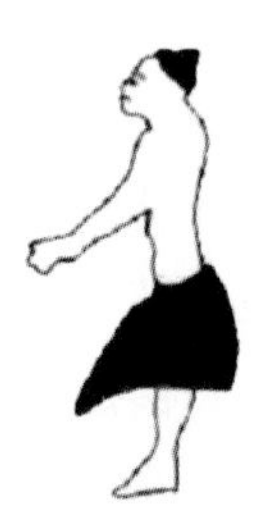
行气图。

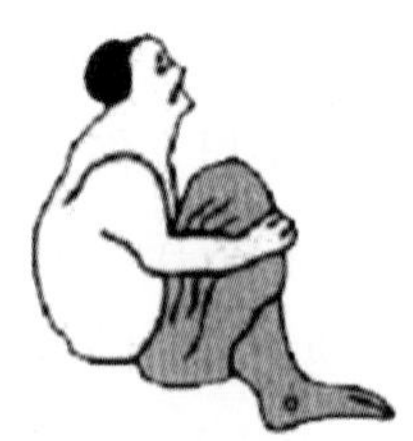
引痹痛：
团身抱膝深蹲，向后翻身滚倒，借运动惯性向前还原如初。

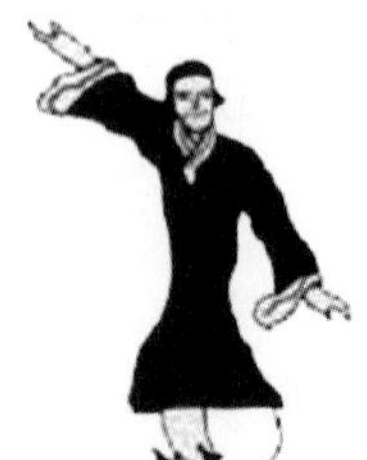
猿呼：
两臂交替向前上方伸展，手掌抓把后伸开。

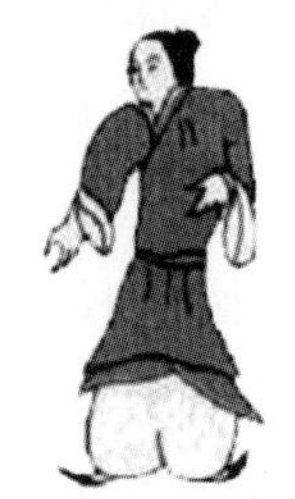
直立，以腰为轴，颠晃全身，两臂一伸一屈。两手在胸腹前画连环圆圈。

图 6-1　长沙马王堆汉墓出土的《导引图》部分招式示意图

我们发现《引导图》有以下几个特点：

（一）一部分动作和仿生学相关

有些动作模拟水鸟沐水、蟾蜍呼吸、龙登上天、饿虎扑食、鹞子滑翔、鸟儿振翅、猿猴攀藤、熊儿晃动、白鹤亮翅等动物或神话传说动物的姿势，例如凫浴、蟾息、龙登、鹞背、鸟伸、猿呼、熊经、鹤。后世华佗创立的“五禽戏”，部分内容据说是受《导引图》的启发，或者说传承了《导引图》。

（二）有的动作借棍棒辅助完成

导引图44个导引动作中，有些借助棍棒支地完成动作，或前后摇动身躯，或旋转脊柱前俯后仰，这些动作对肩胛骨和脊柱的锻炼大有裨益。

（三）有的动作以上肢拉伸为主

有些动作以上肢拉伸为主：有的如同拉弓射箭；有的肩关节最大幅度外展时，手指向上旋转肩关节；有的双臂内旋，上下交争；有的掌心向上托天，另一手向下，与八段锦的“调理脾胃须单举”类似；还有的上肢侧平举，另一只手和侧平举之手保持180°；有的侧平举，另一手和对侧呈180°，脊柱旋转屈曲，手摸对侧脚外侧。

（四）有的动作迈步抬举胳膊

折阴、痛明等动作都是在下肢活动时完成的：迈腿时上举同侧手臂，对侧迈腿时手臂下垂并向下沉；抬腿迈大步时，双侧手臂尽力上举牵拉；迈步时，双侧手臂同时向前屈曲。

（五）有的姿势和呼吸运动关系密切

导引图中的呬、仰呼、沐猴呼等动作与呼吸有关：或屏息咽气；或吸气鼓肚，然后双臂上举，向后伸展时呼气；或在嘬口状态下练习深长缓慢的呼气。

（六）有的动作需要在脊柱屈曲状态下完成

弯腰、拱脊等动作有的颈胸稍前屈，手向下沉，伴有肩背上拱；有的弯腰垂臂，伴有颈部转动；有的弯腰时握拳敲打同侧足三里穴。

《导引图》中的动作是一套全面、多功能的养生健身操，不仅健康了人们的体魄，还为后世的传承提供了榜样。中国传统医学、传统文化就这样一代一代传下去，生生不息，经久不衰。

第二节　五禽戏

东汉著名医家华佗是一位传奇人物，据说是他发明了最早的麻醉药麻沸散，并成功开展了开腹手术，这是远超西方医学的成绩。在《三国演义》中还有华佗为关云长刮骨疗伤，治疗陈旧性箭伤的桥段，这应该是罗贯中先生安排的手术。曹操罹患头风病，每每发作痛不欲生，类似于现代医学的三叉神经痛，为求彻底治愈，华佗计划为曹操行开颅手术，因曹操多疑和误会，把一代名医华佗投狱杀害。据说毕其一生的医学著作《青囊书》未能传于世，实在是可惜。但华佗发明的五禽戏（图6–2），为后人的养生保健做出了巨大贡献。

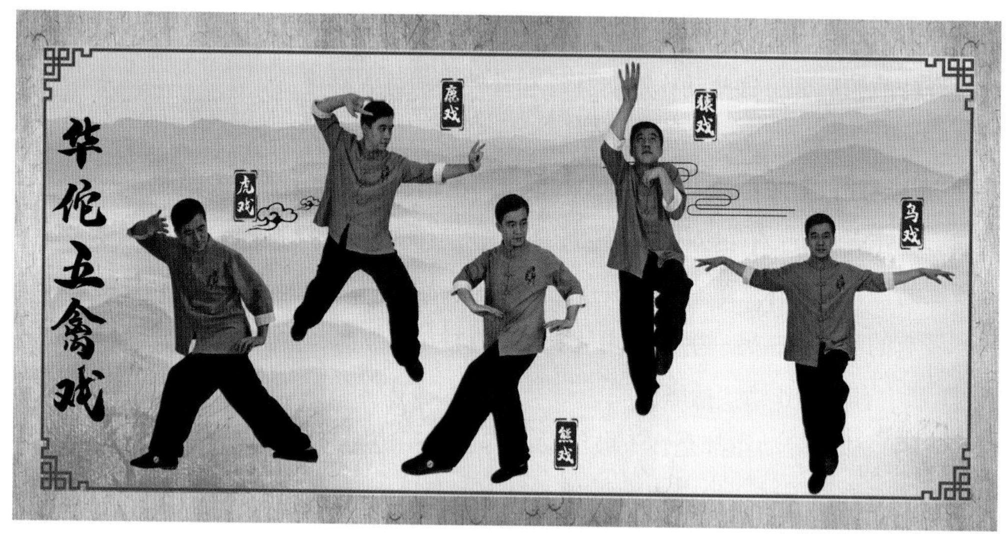

图 6–2　华佗发明的五禽戏是中国著名的养生保健操

《后汉书·方术列传·华佗传》中记载：“吾有一术，名曰五禽之戏：一曰虎，二曰鹿，三曰熊，四曰猿，五曰鸟。亦以除疾，兼利蹄足，以当导引。体有不快，起作一禽之戏，怡而汗出，因以著粉，身体轻便而欲食。普施行之，年九十余，耳目聪明，齿牙完坚。”

五禽戏中的“怡而汗出，因以著粉”指完成五禽戏后，身体舒爽，有汗出，脸色微红。这与气血操的要求如出一辙。《后汉书》表达得完美而很精准，我们后辈实在应当对这些优秀文化表示敬意。

如果溯源，五禽戏可追溯到战国时期的庄子。《庄子·外篇·刻意》中说：“吹呴呼吸，吐故纳新，熊经鸟伸，为寿而已矣。”“熊经鸟伸”被称为“二禽戏”，具体操作不详。马王堆汉墓出土的《导引图》，如前一节描述，对熊经鸟伸有直观形象的描绘。华佗又增加虎、鹿、猿三禽，形成了传承近2000年而不衰的“五禽戏”养生保健操。本操不仅要动作到位，还要做到虎猛、鹿舒、熊稳、猿灵、鸟轻。其形意结合，法简效宏。

后代医家陶弘景在《养性延命录》中对“五禽戏”有详细的描述：“虎戏者，四肢距地，前三掷，却二掷，长引腰，侧脚仰天，即返距行，前、却各七过也。鹿戏者，四肢距地，引项反顾，左三右二，左右伸脚，伸缩亦三亦二也。熊戏者，正仰，以两手抱膝下，举头，左擗地七，右亦七，蹲地，以手左右托地。猿戏者，攀物自悬，伸缩身体，上下一七，以脚拘物自悬，左右七，手钩却立，按头各七。鸟戏者，双立手，翘一足，伸两臂，扬眉鼓力，各二七，坐伸脚，手挽足距各七，缩伸二臂各七也。夫五禽戏法，任力为之，以汗出为度，有汗以粉涂身，消谷食，益气力，除百病，能存行之者，必得延年。”

《后汉书》中描述五禽戏的“因以著粉”，南北朝时期的医家陶弘景解释为“有汗以粉涂身”。“粉”在《说文解字》中解释为“傅面者也”，原意为米粉，也指脂粉，也可解释为粉泽。我们采用后者，指的是脸色粉润。

为推广全民健身活动，国家体育总局编制了简化版的五禽戏，将五禽戏中的虎戏、鹿戏、熊戏、猿戏、鸟戏，每戏分为两个动作，分别为虎举、虎扑，鹿抵、鹿奔，熊运、熊晃，猿提、猿摘，鸟伸、鸟飞。每种动作都是左右对称地各做一次，并配合气息调理。

五禽戏基本手势：虎爪、鹿角、熊掌、猿勾、鸟翅（图 6–3）。

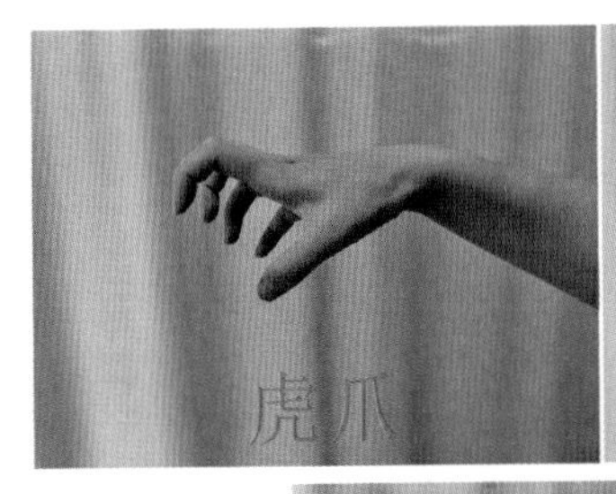

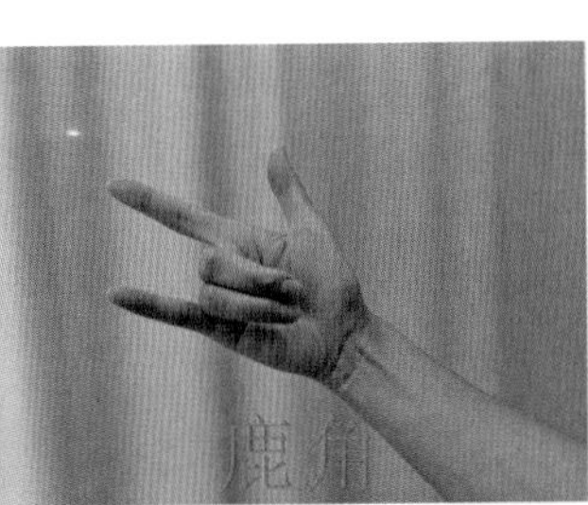

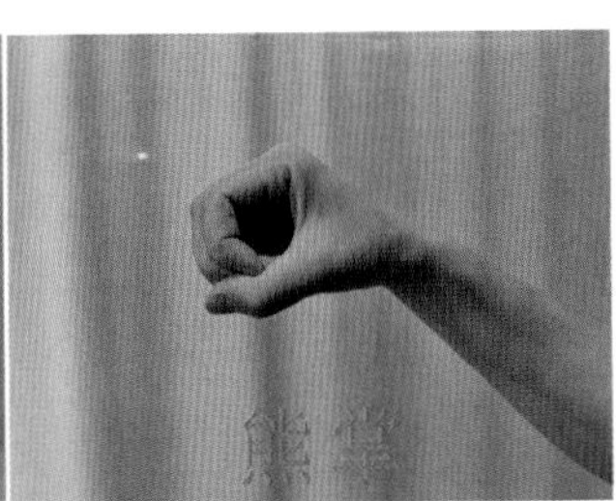

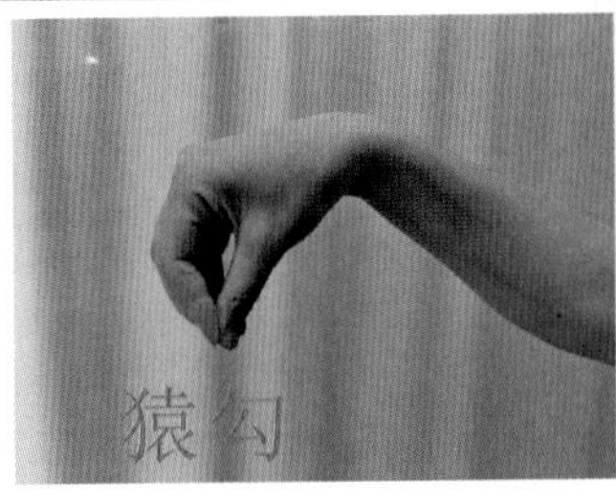

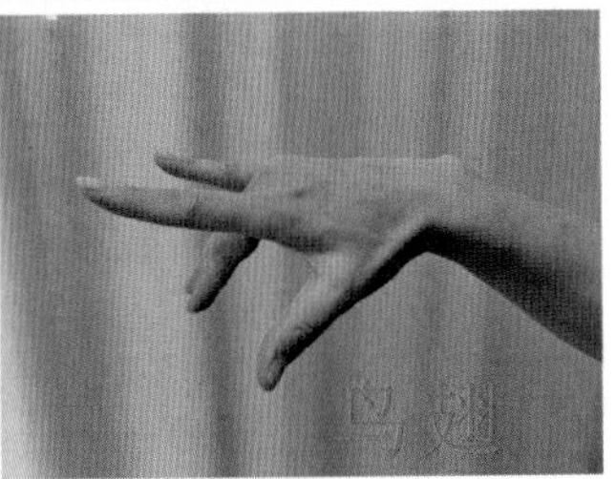

图 6–3　五禽戏的五种基本手势

虎爪：五指分开，手指半屈曲，手指似抓球状物。

鹿角：五指伸直，中指、无名指屈曲向掌心，摇滚歌手经常会伸出类似手势致敬。

熊掌：食指、中指、无名指、小指并拢屈曲，拇指压在食指尖，呈圆孔状。

猿勾：松腕稍垂，拇指和其余四指稍屈曲，呈虚捏状。

鸟翅：五指伸直，拇指、食指、小指向上翘，中指、无名指并拢下压。

五禽戏的具体操作如下。

》》一、虎戏

虎戏包括虎举和虎扑，为节省篇幅，我们只在这里介绍虎扑。

虎扑（图 6–4）：双手握空拳上提至肩前水平，上体微后倾，旋即身体慢慢前倾，伴双手弧形向前向下，双手最大限度地前伸，空拳变虎爪，此时脊柱与地面平行，伸直的上肢和背腰臀部保持水平，双手前伸和臀部后引，可以充分伸展脊柱及肩胛骨；双腿改为马步，含胸收腹，同时双侧虎爪慢慢下按于双侧膝关节外侧，掌心向下，目视前下方；伸膝、送髋、挺腹、后仰，虎爪变空拳上提胸前；双侧空拳继续上提到头的前上方，身体重心移到右腿，左腿屈膝抬起；双手向前向下弧形画圈，右腿屈膝，左腿前伸后脚跟轻轻着地，空拳变虎爪下按，掌心向下，目视前下

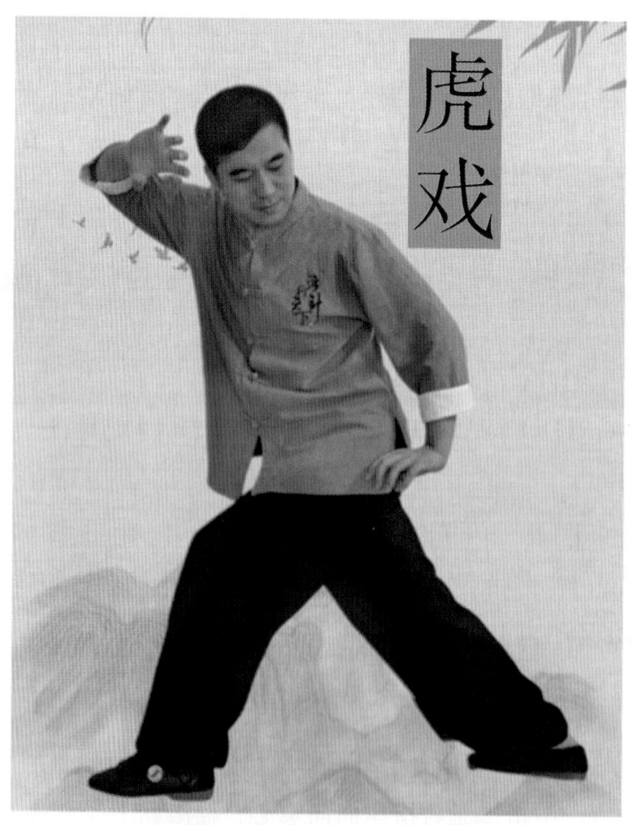

图 6–4　五禽戏之虎戏，虎虎生威

方；左脚收回，双脚和肩同宽，双手变掌自然垂于身体两侧。虎扑动作右侧同左侧，抬脚动作相反，按照上述流程完成一遍。虎扑左右动作重复3组为宜。

注意：动作要配合呼吸，上举过程吸气，下落过程呼气；双手画圆配合呼吸，画2次圆需要配合2次呼吸。

二、鹿戏

鹿戏包括鹿抵和鹿奔，这里介绍鹿抵。

鹿抵（图6–5）：双手握空拳向身体右侧弧形摆起，双膝微屈，身体重心移到右腿；右侧摆起的双臂和肩同高，拳心向下，左侧向左前方弧形迈步，目视右方双拳；左脚外旋脚踏实地，重心向左脚转移，右膝伸直，脚跟蹬地；空拳变鹿角，双臂从右侧向左后方弧形摆出，左侧肘部抵到侧腰部，手指指向左侧，右臂横于头前，右手摆向右后方，手腕背伸，手指指向后面；身体拧转，眼看右侧脚后跟；双臂伸直向上向右弧形回摆，腰带臂；左脚按原路线返回，双手回摆与肩同高时，鹿角变为空拳，继续下落还原。左右各做一遍为一组，3组为宜。

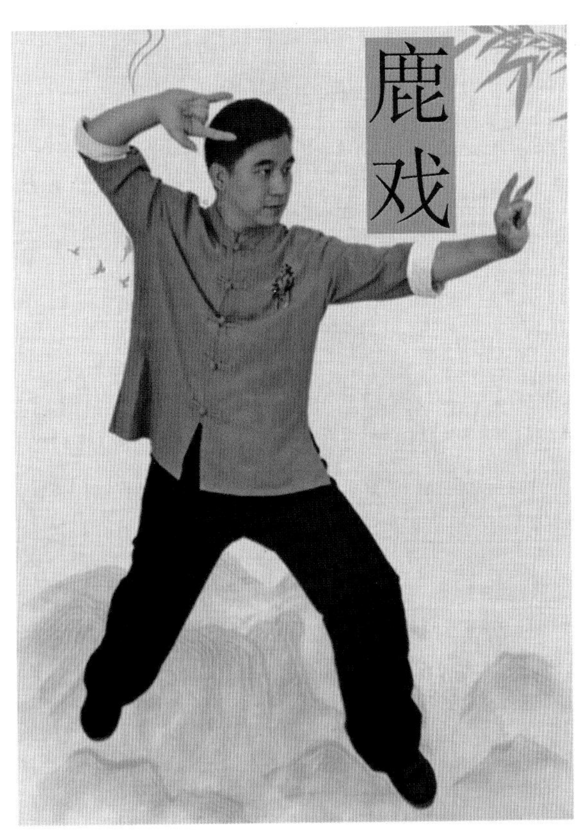

图6–5　五禽戏之鹿戏，轻灵雅致

三、熊戏

熊戏包括熊运和熊晃，这里介绍熊晃。

熊晃（图 6-6）：双手自然下垂，手握成熊掌，重心右移，右脚用力着地，左侧松髋上提，左腿提膝前迈；左腿屈膝放下，脚掌着地，重心前移呈弓步，右侧下肢伸直在后；左熊掌随着弓步自然摆向身体前方，右熊掌向后摆向身体后方；重心后移，右腿屈膝，左腿伸直，右侧熊掌内旋前摆，左侧熊掌摆向身体后面，目视左后方；重心前移，右腿伸直，左腿屈膝弓步向前；左熊掌内旋前摆，拳心向左，右臂摆向身体后面，目视左前方。以上动作左侧右侧各做一遍为一组，3 组为宜。

注意：动作要遵循"蓄吸发呼、提吸落呼"的呼吸原则，摇转一圈一个呼吸。提髋吸气，落地呼气；含胸吸气，舒胸呼气。

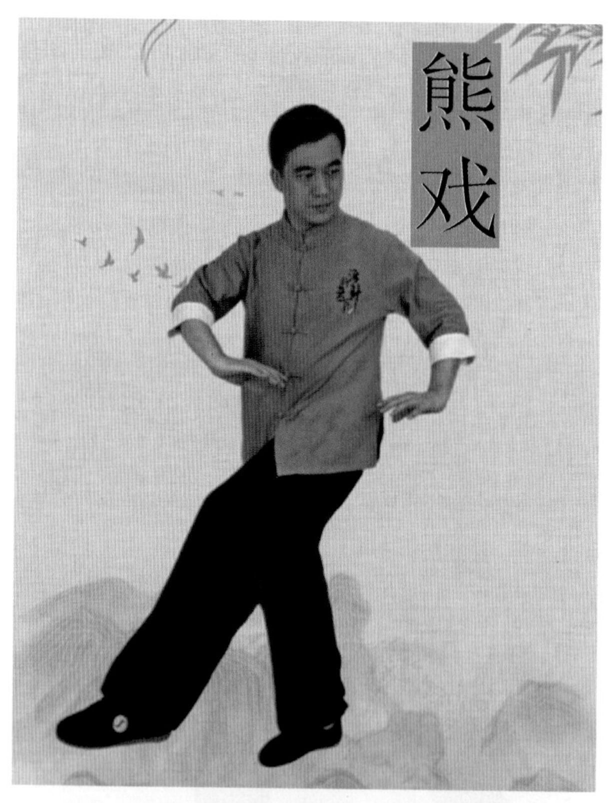

图 6-6　五禽戏之熊戏，稳健有力

四、猿戏

猿戏包括猿提和猿摘，猿摘介绍如下。

猿摘（图 6-7）：右侧屈膝，左脚向左后方撤步，左侧猿勾手置于腰间，右手前伸，掌心向下，目视右手；重心后移到左脚，右侧脚尖翘起成虚步，身体转向左前方，右手掌心向下向后，体前画弧后摆；右脚抬至左脚内侧，右脚垂直于左脚，呈丁字步；右手上摆至头部太阳穴水平，掌心向内，目随右手，定势后快速转头注视右前上方；右掌内旋下按，掌心向下，目视右手；右脚向右前方伸出，脚后跟着地然后全脚掌着地，重心移到右脚，右腿伸直，左侧脚尖点地，右臂体前画弧，右摆至身体右侧，右掌变为猿勾，高度和耳朵水平；左侧猿勾变掌，向右前上伸展，稍高于头，再变为猿勾，目视左侧猿勾；重心后移，左侧屈膝，脚踏实地，右侧脚尖上翘呈虚步；左手紧握屈肘回收，右手向左下摆动，猿勾变掌；虚摘仙桃，紧握收回；右脚抬起回收，脚尖点地，放于左脚内侧成丁字步；左臂屈肘置于身体左侧，掌心向上，右手掌心向下，虚托于左手肘下，目视左手，意为左手托桃，右手辅助。以上为右侧为主动作流程，左侧与之相仿，左右各一遍为一组，3 组为宜。

注意：动作要遵循“蓄吸发呼、提吸落呼”的呼吸原则。

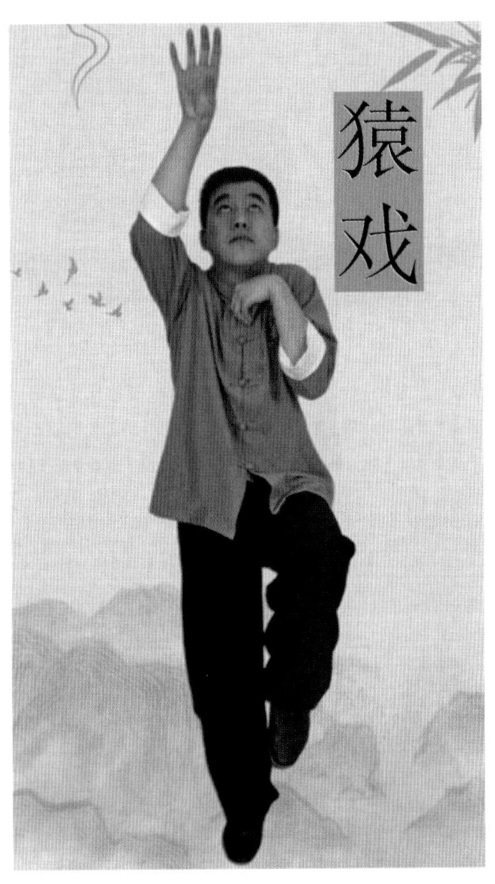

图 6–7　五禽戏之猿戏，灵活机敏

五、鸟戏

鸟戏包括鸟伸和鸟飞，这里介绍鸟飞。

鸟飞（图 6–8）：双下肢微屈，双手如虚托球状置于腹前，目视双掌；双掌变为鸟翅，双臂外展至耳水平；右脚着地，金鸡独立，目视前方，停顿；鸟翅变掌，放松手指和手腕，下落至腹前，右侧屈膝下蹲，左脚尖着地于右脚旁，目视双掌；双臂外展至头顶上方，掌变为鸟翅，手背相对，双侧腕部稍靠近，双手呈上宽下窄状；右侧着地，左腿屈膝上提成金鸡独立状，目视前方，停顿；鸟翅变掌，从两侧下落至腹前，左脚放下，双脚与肩同宽，双侧膝关节微屈，目视双掌。以上动作流程为左侧，右侧与之相仿，左右各做一遍为一组，3 组为宜。

注意：动作要遵循“提吸落呼，开吸合呼”的呼吸原则。

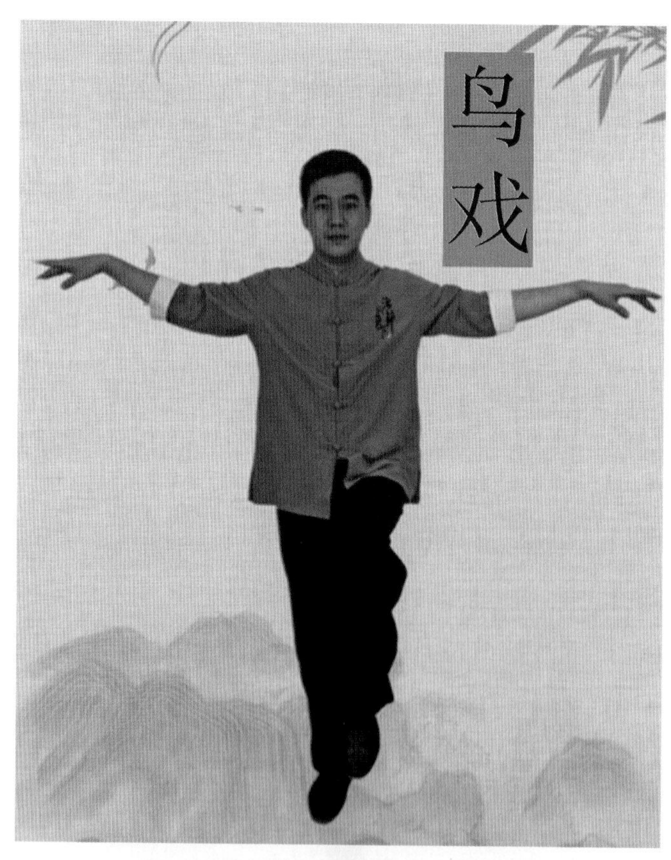

图 6–8　五禽戏之鸟戏，轻盈舒展

第三节　八段锦

北宋时期出现一种导引术，其通过特定动作调理脏腑功能，这是八段锦的前身。到了南宋，陈元靓在《事林广记·修真秘旨》中将其总结为："仰托昂首顺三焦，左肝右肺如射雕……"其间不断完善，直到清代《新出保身图说》首次以"八段锦"命名，并配有导引图及歌诀："双手托天理三焦，左右开弓似射雕。调理脾胃须单举，五劳七伤往后瞧。摇头摆尾去心火，背后七颠百病消。攒拳怒目增力气，两手攀足固肾腰。"后世专家把第六和第八个动作调序，固定为现在的八段锦。本养生保健操因功分八段，效果显著，故美其名曰"八段锦"。

分解八段锦的动作，我们会发现其大部分是拉伸舒筋的动作。

一、双手托天理三焦

动作要点：双手十指交叉旋转翻掌后全力上举，要有盘古双手托天的气势（图 6–9）。

本段动作对肩背部肌肉均有不同程度的拉伸，斜方肌、肱三头肌、大圆肌、背阔肌、肩胛下肌、前锯肌、胸大肌、胸小肌，甚至腹斜肌都能得到牵拉，肩胛骨随之外旋活动，三角肌、冈上肌、冈下肌、小圆肌也得到收缩锻炼，膈肌也参与呼吸运动。这个动作对头颈、肩背、胸腹都能起到调理作用。

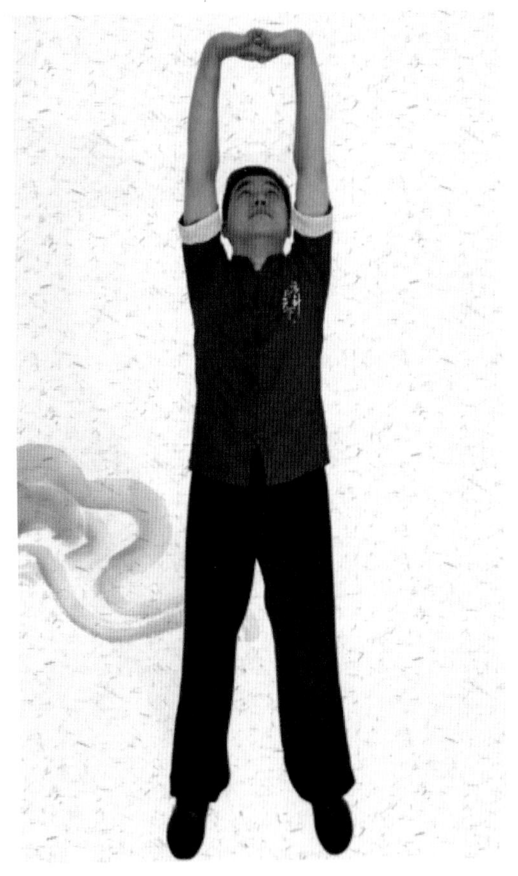

图 6–9　双手托天理三焦

》》二、左右开弓似射雕

动作要点：脚尖抓地，下肢屈曲位，双手胸前交叉后，左右交替做肩关节水平外展，依次扩胸→展肩→伸肘→松腕→张指（图 6–10）。

本段动作对胸大肌、三角肌前束、肱二头肌、肱肌、喙肱肌、指屈肌等肌肉能充分拉伸，对冈下肌、斜方肌、肱三头肌、指伸肌等得到收缩锻炼，另外下肢腓骨肌、小腿三头肌、股四头肌等也能得到锻炼。

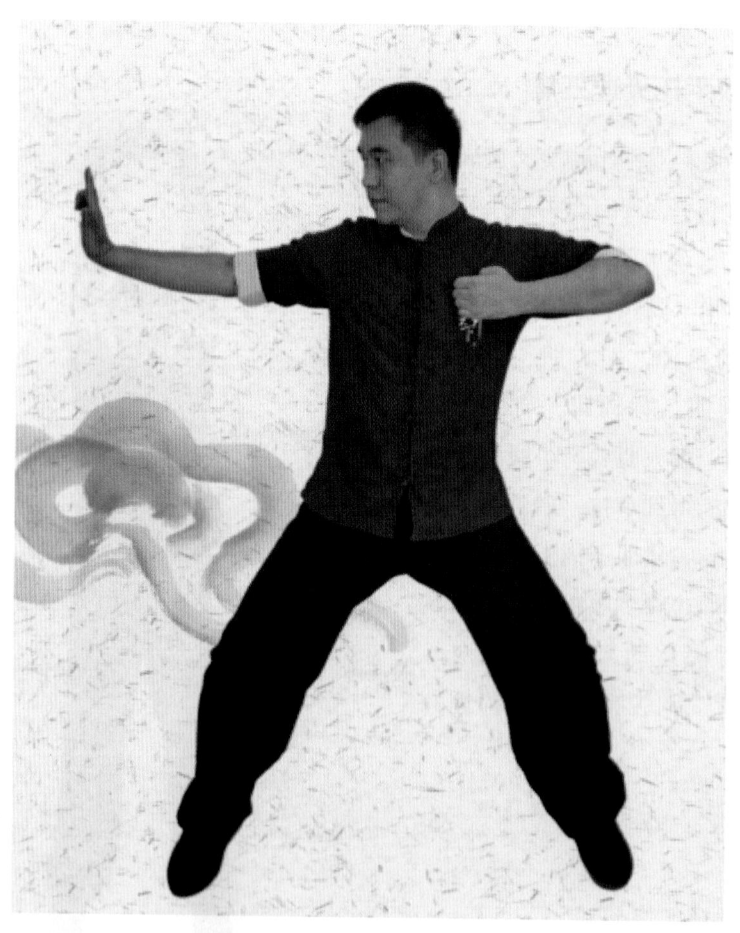

图 6–10　左右开弓似射雕

三、调理脾胃须单举

动作要点：双手一上举一下按，上举的肩关节力争向上，肘部伸直，屈腕掌心向下；下按之手、肩关节下沉，肘部伸直，掌心向下，伸直手指。吸气时，一上一下奋力相争，左右交替进行（图 6–11）。

本段动作有斜方肌、背阔肌、大圆肌、肩胛下肌、指伸肌、指屈肌、前锯肌、腹斜肌、膈肌等肌肉共同参与，有利于肩背部和腹部脏器功能的调理。

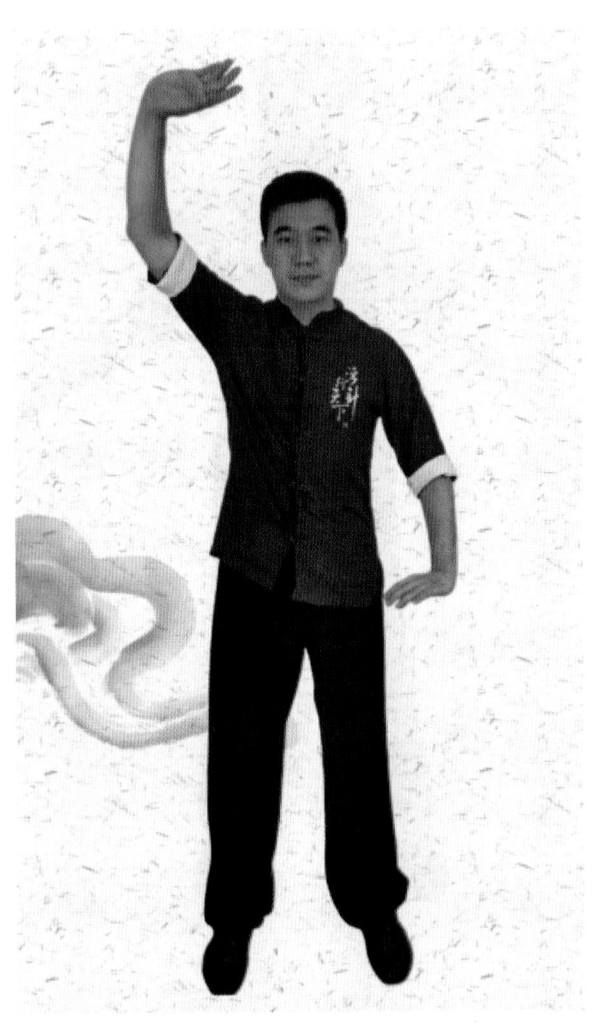

图 6–11　调理脾胃须单举

四、五劳七伤往后瞧

动作要点：肩关节旋转，颈椎缓慢旋转，左右交替（图 6–12）。

本段动作对斜方肌、菱形肌、冈上肌、冈下肌、肩胛提肌等肩胛骨周围肌肉有放松作用，也有利于竖脊肌、斜角肌、头夹肌、颈夹肌、胸锁乳突肌等颈部肌肉的活动修复，非常适合长期伏案及颈肩部劳损者。

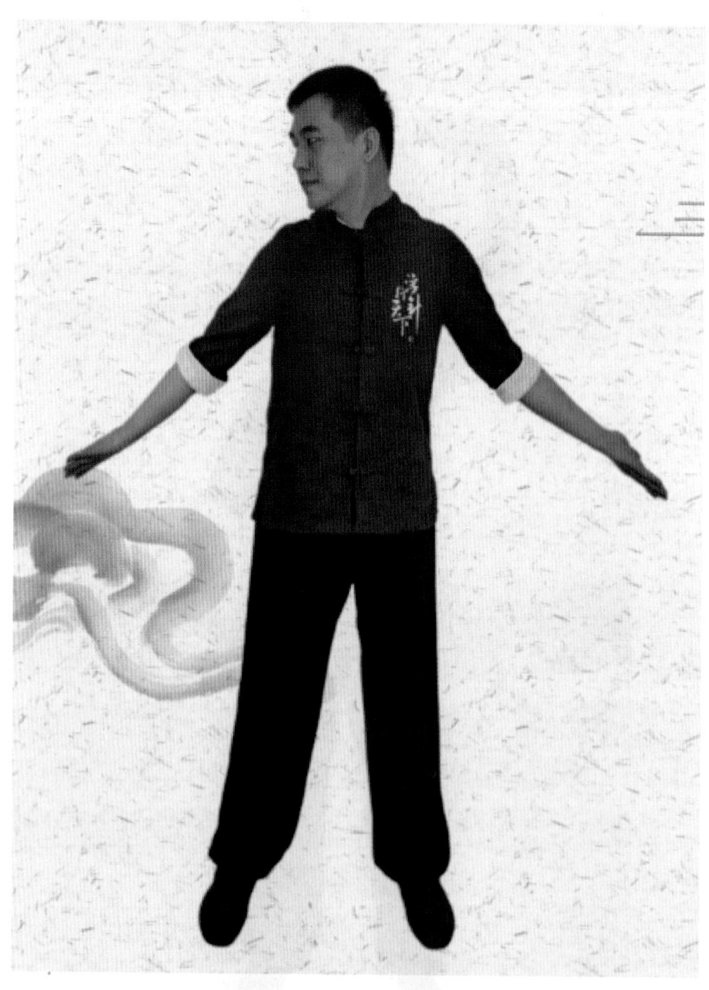

图 6–12　五劳七伤往后瞧

五、摇头摆尾去心火

动作要点：半蹲，双手扶膝，头和上半身前倾，左右交替做弧形摇摆（图6–13）。

本段动作有背阔肌、竖脊肌、腹直肌、腹斜肌、髂腰肌、臀部肌肉和股内收肌群等共同参与，有利于腰背部、腹部肌肉的修复，有利于腹腔、盆腔脏器的血液循环的改善。

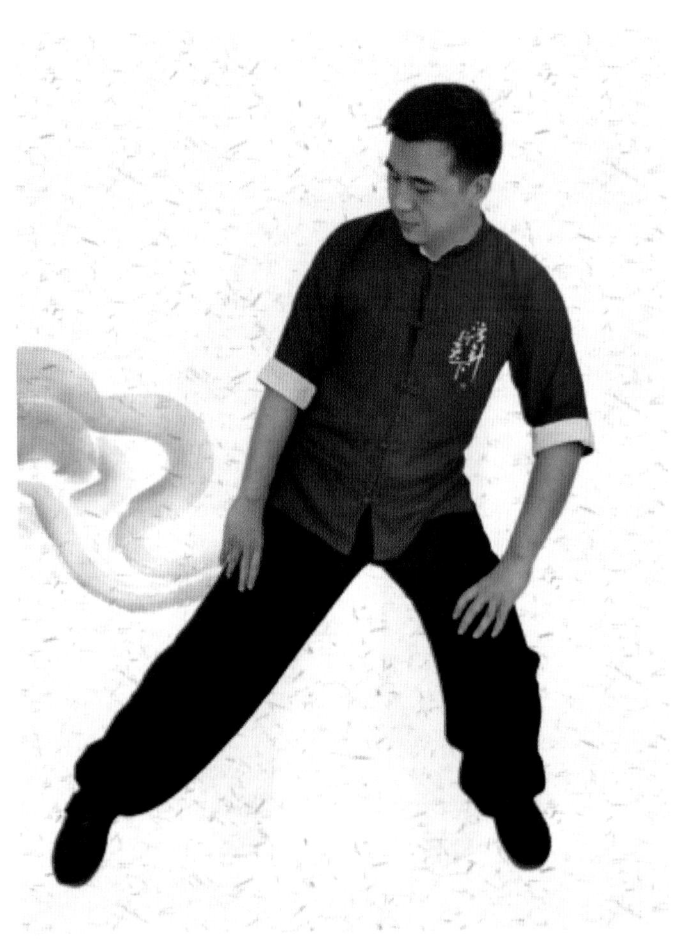

图 6–13 摇头摆尾去心火

六、双手攀足固肾腰

动作要点：下肢伸直，脊柱前屈，双手背从背部、腰部、臀部、下肢外侧运摩到足（图 6–14）。

本段动作参与的肌肉有竖脊肌、腰方肌、臀中肌、臀大肌、腘绳肌等，有利于缓解腰肌劳损、下肢酸痛等疾患。

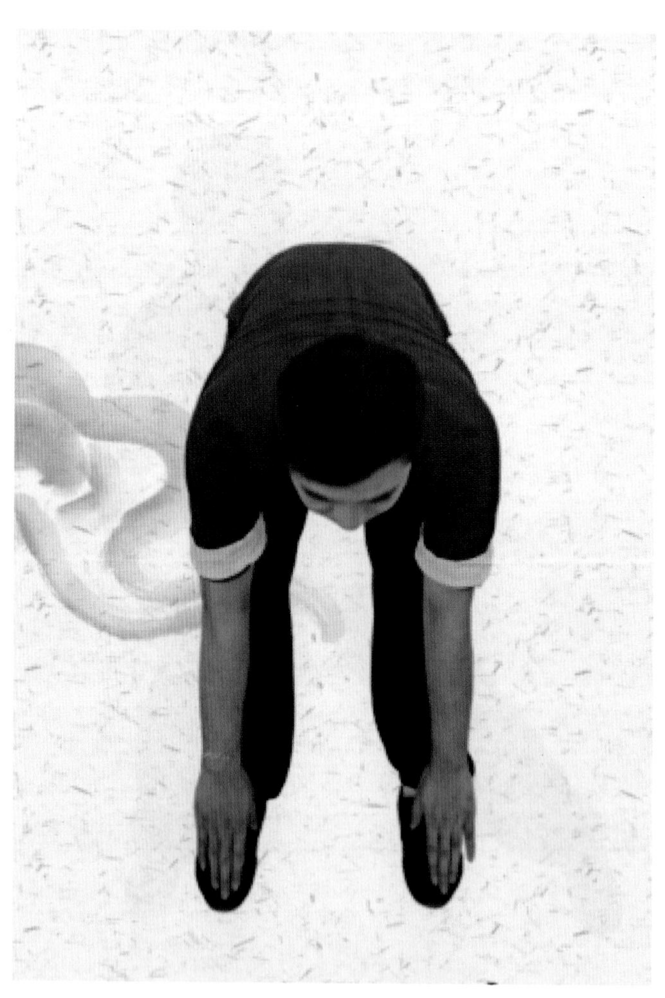

图 6–14　双手攀足固肾腰

七、攒拳怒目增力气

动作要点：马步，出寸拳，伸掌握拳，伴龇牙咧嘴、怒目圆睁（图 6–15）。

本段动作参与的肌肉有前锯肌、肱三头肌、指伸肌、指屈肌、肱二头肌，此外还有颈阔肌、额肌等面部表情肌的加入。这组动作有利于握力的增加和面部血循环的改善。

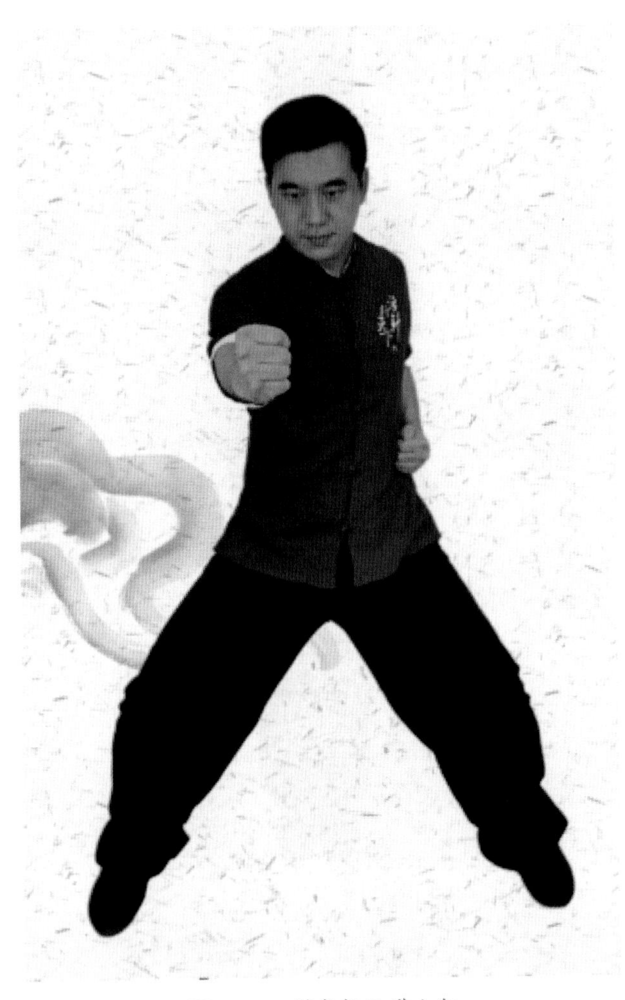

图 6–15　攒拳怒目增力气

》》八、背后七颠百病消

动作要点：脚尖抓地，收腹缩肛，反复、缓慢、有力地踮起脚尖，然后下顿脚后跟（图 6–16）。

本段动作有小腿三头肌、腘绳肌、竖脊肌等肌肉参与，主要锻炼身体后方的肌肉。

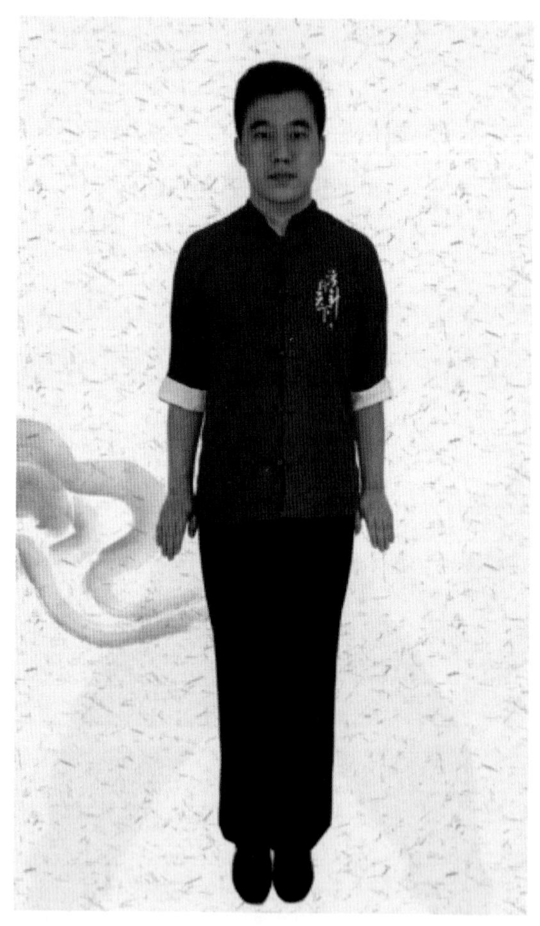

图 6–16　背后七颠百病消

第四节　现代拉筋术

中国有句老话："筋长一寸，延寿十年。"随着年龄的增加，大部分中老年人会出现不同程度的筋缩，主要表现为身体没有年轻时挺拔，身高变矮了，动作变慢了，关节不灵活了，有时还会伴随关节的疼痛。这里说的筋缩就是肌肉患肌化后出现的功能障碍，长时间的患肌化会出现骨质增生和脊柱生理曲度改变等关节退行性变。若要阻止或减缓关节退变的发生，首先要注意患肌化的影响因素，如持续保持一个姿势、反复一个动作、风湿免疫性疾病等，还有一个重要的措施就是拉筋。

筋缩了，就拉一拉，这是多么朴素的想法。不少人以为拉筋就是把肌肉组织的基本单位肌小节拉长。实则不然，肌小节收缩时粗肌丝和细肌丝长度都不会缩短，只是细肌丝出现相对位移。肌肉拉伸时，粗、细肌丝也不会被拉长，细肌丝也不能向外位移。当然有人如果非要让粗细肌丝拉长，结果只会拉伤。

运动的本质主要是相关肌肉的细肌丝的相对位移发生变化。拉伸的本质主要是细肌丝相对位移变长。

拉筋是将包裹肌纤维的肌内膜、肌束膜、肌外膜的两端牵拉，这些筋膜组织具有一定的延展性，紧绷的肌膜挤压其中的血管，出现暂时性的缺血，拉伸动作放松后血液可以快速布散到缺血区域，如是反复，最终达到改善局部缺血缺氧之目的。拉筋和主动收缩的再灌注活动有异曲同工之妙，一个是被动牵拉挤压，一个是主动收缩挤压，目的都是改善供血。

再灌注活动多为向心收缩，再放松，造成血流加快而进入更多范围。拉伸多为离心收缩，道理基本一样。

拉筋在临床和生活中有很多种，简单一点的有剧烈运动前后的相关肌肉拉伸，复杂一些的则需要在专业人士指导下，借助特定的器械进行，如拉筋凳（床），再如颈腰椎牵引器。

拉筋凳（床）的一端有垂直于凳（床）的扁平固定柱，拉筋者仰卧于凳（床）上，伸膝屈髋 90°，下肢束缚于固定柱，臀部顶在凳（床）柱结合处附近，另一侧下肢后伸下放在凳（床）旁的地上。仰卧下肢拉筋的同时，双上肢伸直肘和腕部，尽力做肩关节水平外展。一次拉筋时间以 3 ～ 5 分钟为宜，可以循序渐进地延长拉筋时间，下肢拉筋左右交替进行。这个拉筋操作主要影响腘绳肌和对侧的髂腰肌，上肢双侧的胸大肌、肱二头肌、肱肌、喙肱肌、腕屈肌、指屈肌等也受到牵拉绷紧。

腰椎牵引一般需要专业的牵引床（图 6–17），仰卧位，上方经腋下固定胸廓，下方固定骨盆，利用上下的反向牵拉以助于达到治疗腰椎间盘突出症等病症的目的。本操作牵拉时间不宜过长，牵拉力度不宜过大，牵拉速度不宜过快，要牵拉、放松交替进行，以免出现医源性损伤。有人想当然地认为牵引就是要拉开腰椎间隙，以利于突出的椎间盘复位。我们认为，牵引和拉筋凳（床）的机制一样，最终是要改善相关肌肉的缺血，消除肌肉患肌化的状态。腰椎牵引影响的肌肉有竖脊肌、多裂肌、腰大肌、腹直肌、腹斜肌等。颈椎牵拉类似于腰椎牵引，影响的肌肉为竖脊肌、斜方肌、头夹肌、颈夹肌、肩胛提肌、斜角肌、胸锁乳突肌、枕下肌群等。不管是筋凳（床），还是颈腰椎牵引，都是拉筋的方法，要注意避免时间过长，要保持正常呼吸，在不出现肌肉损伤的前提下，改善供血，提高肌肉修复能力，尽快恢复肌肉及其他软组织的正常功能。

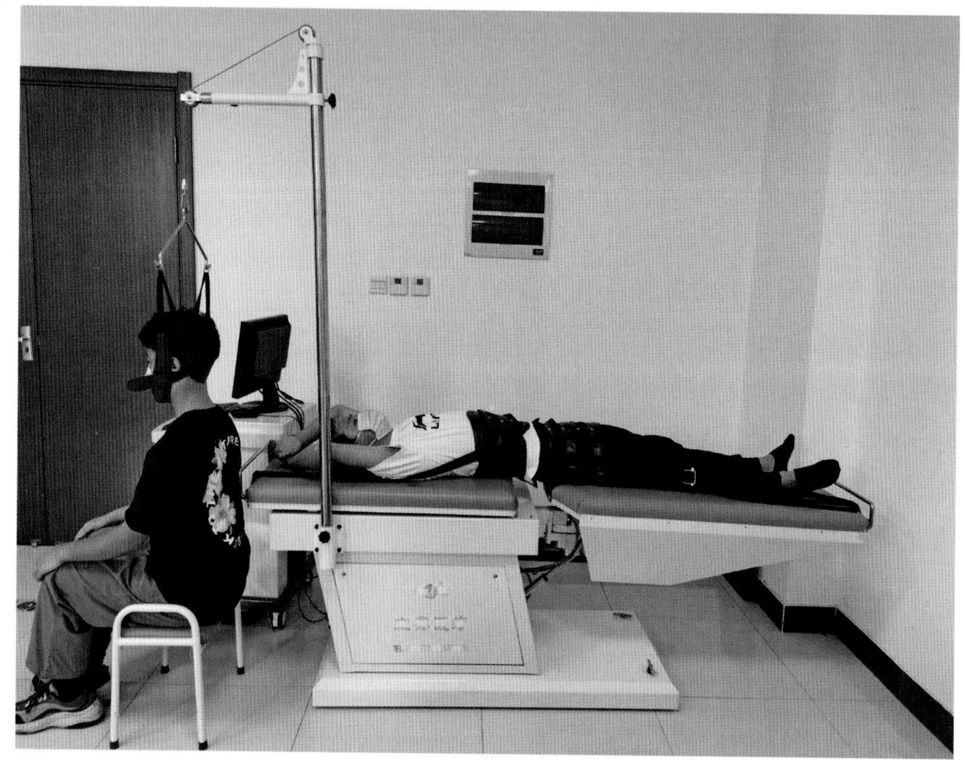

图 6-17　颈椎、腰椎牵引治疗

第五节　瑜伽术

瑜伽术是源自古印度的一种锻炼修行方式，通过姿势动作、呼吸和冥想等方式，达到放松肌肉、调整情绪的目的。姿势动作是瑜伽修炼的主要内容，传说湿婆神当年创造了 840 万不同的体式，代表 840 万个化身。后世的瑜伽术也因门派不同，体式表现也不尽相同。“窥一斑而知全貌”，下面通过简单的几个动作，粗浅地了解一下瑜伽术。

一、眼镜蛇式

俯卧位，下肢伸直，上肢伸肘垂肩，把地面推开，头和脊柱伸展向上（图6–18）。该式主要牵拉腹部肌肉髂腰肌、腹直肌、腹斜肌等。

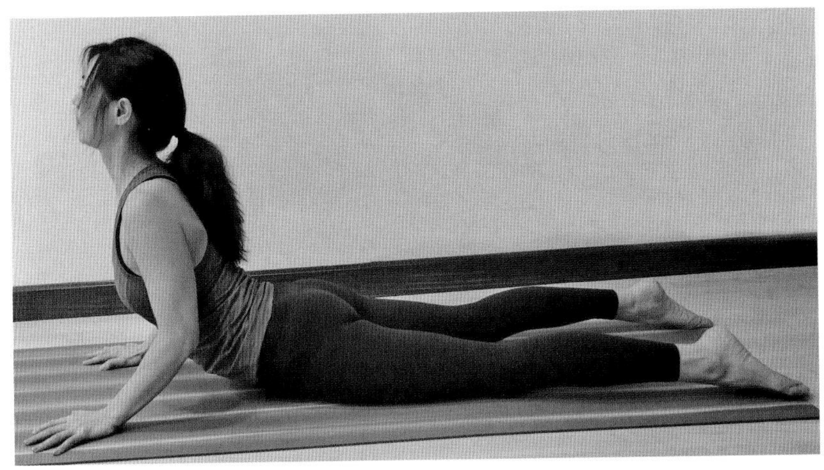

图 6–18　眼镜蛇式

二、骆驼式

跪立位，小腿平贴地面，脊柱后伸，双手触按脚底，类似英文字母 D（图6–19）。该式主要牵拉腹部肌肉髂腰肌、腹直肌、腹斜肌和大腿前面肌肉股四头肌、阔筋膜张肌等。

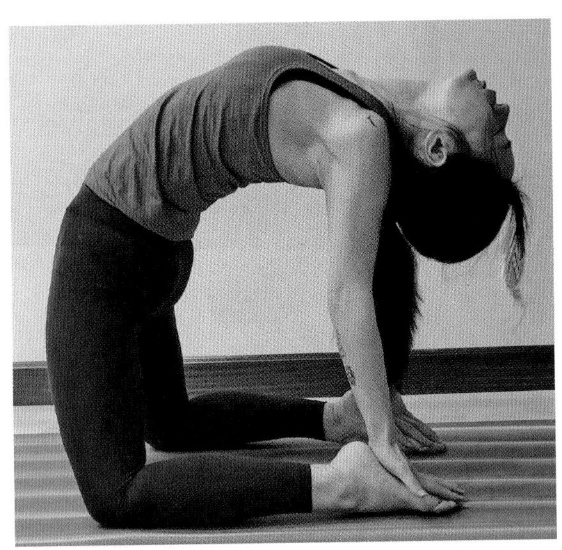

图 6–19　骆驼式

三、婴儿式

俯跪位，臀部坐于脚部，挺腰屈髋，胸部尽可能地贴近地面，双上肢伸直下压地面（图 6–20）。该式主要牵拉背阔肌、竖脊肌等。

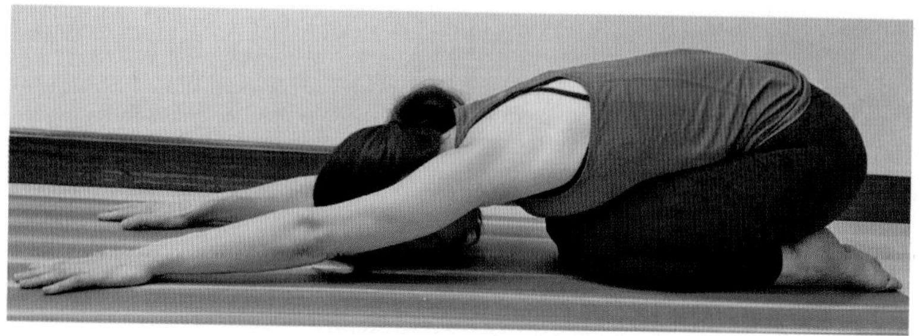

图 6–20　婴儿式

四、下犬式

身体呈倒 V 形，下肢膝关节伸直并拢，上肢肘关节伸直，脊柱伸直，屈髋位双手掌固定于地面（图 6–21）。该式主要牵拉小腿三头肌、腘绳肌和背阔肌等。

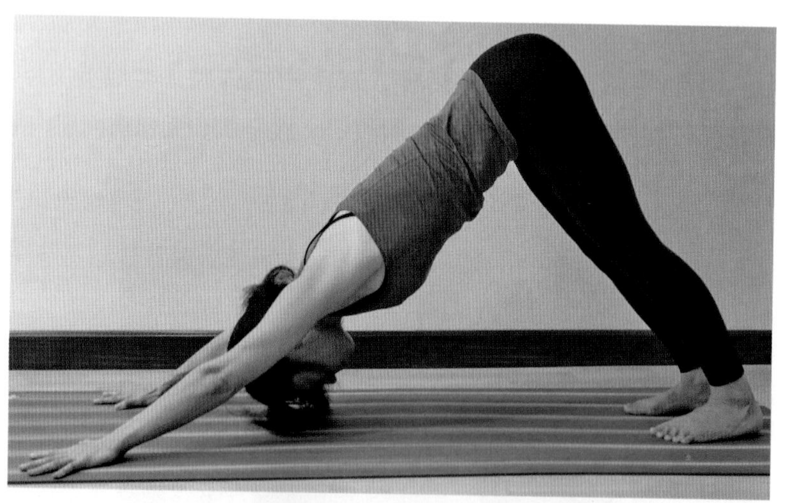

图 6–21　下犬式

五、虎式

该式类似猛虎下山，身体舒展，尾巴翘起。双膝下跪，双手按地，脊柱和地面平行。吸气时抬头并腰椎下压，同时一侧下肢伸膝，尽力伸髋，呼气时下肢复原，低头拱背（图 6–22）。该式主要对竖脊肌、臀大肌、臀中肌和腘绳肌有针对性的锻炼。

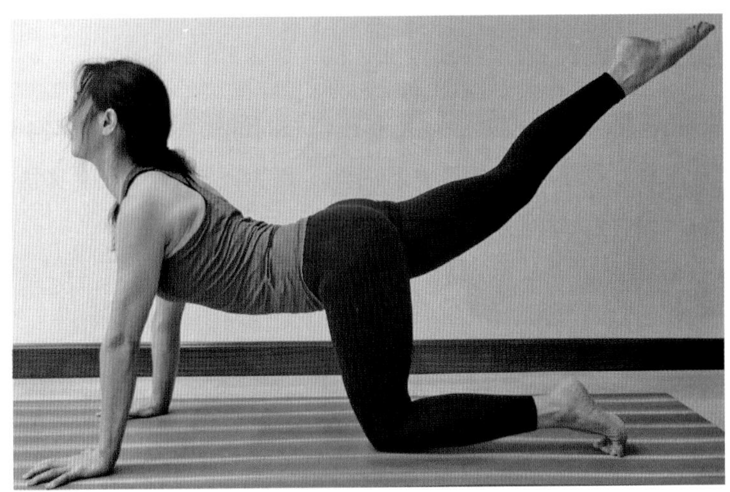

图 6–22　虎式

六、鸵鸟式

双腿分开，与肩同宽，腿伸直弯腰，把手放到脚心下（图 6–23）。该式主要牵拉锻炼背阔肌、竖脊肌、胭绳肌、胭肌、小腿三头肌。

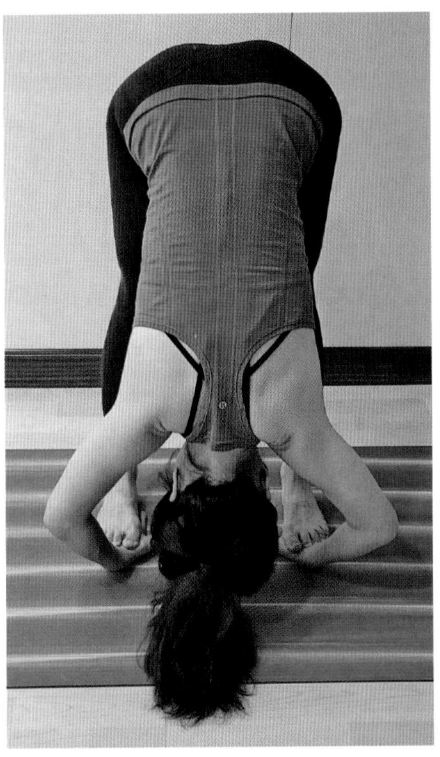

图 6–23　鸵鸟式

》》 七、蝴蝶式

坐位，脊柱挺直，脚心相对，髋关节开合如同蝴蝶展翅（图 6–24）。操作时脚后跟尽力靠近骨盆，双手按压在膝关节内侧，用力下压髋关节使其最大限度地打开。该式主要是针对股内收肌群的牵拉。

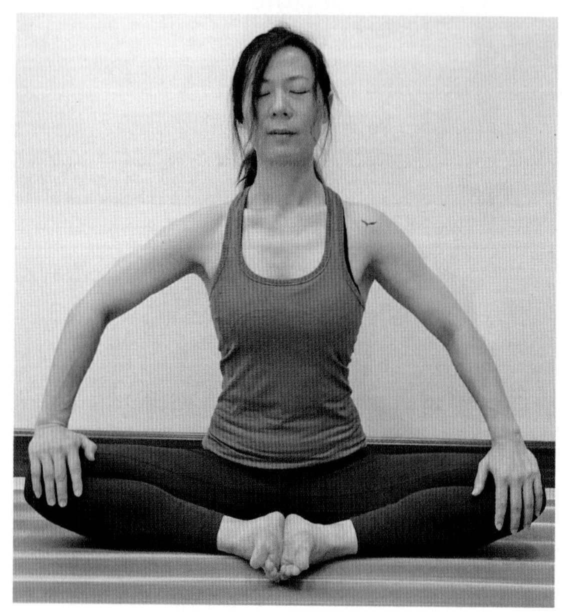

图 6–24　蝴蝶式

》》 八、蝗虫式

俯卧位，双上肢伸直放到大腿两侧，以下巴、胸部和腹部为支点。吸气时伸直并拢的双下肢伸髋抬起，呼气时缓慢放下（图 6–25）。该式对竖脊肌、臀部肌肉和腘绳肌等有针对性的锻炼。本式类似于小燕飞，双下肢并拢时难度有所提高。

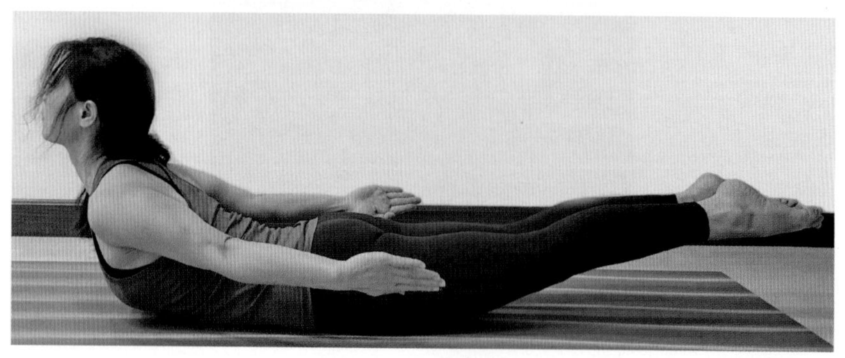

图 6–25　蝗虫式

第六节　易化牵伸术

易化牵伸术，又称本体感觉神经肌肉易化技术（PNF）（图 6–26），是一种主动–助力牵伸技术，于 20 世纪 40 年代由美国内科医生、神经生理学家 Herman Kabat 医生发明，是以人体发育学和神经生理学原理为基础的多方面的运动治疗方法。

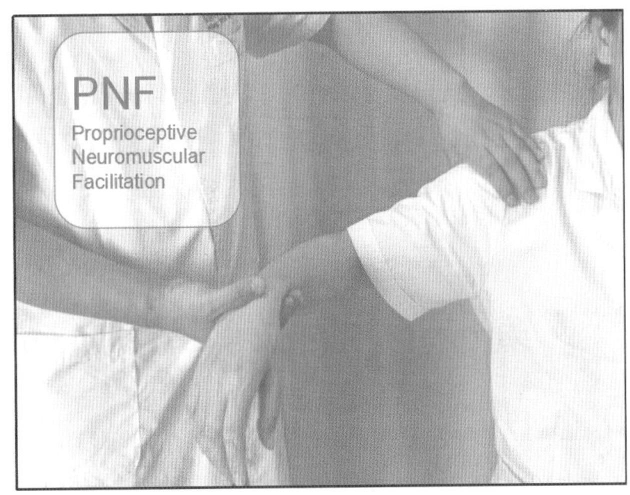

图 6–26　PNF 示意图

易化牵伸术分为 3 个步骤：

1. 主动牵伸目标肌肉。
2. 目标肌肉等长收缩 6 秒。
3. 继续牵伸目标肌肉到增加后的新角度。

整个操作过程要避免出现疼痛，遇到疼痛就要暂停加力。由于 PNF 整个过程都是牵伸者主动操作的，可以自己合理掌握力度和角度，根据情况可以随时调整，所以易化牵伸术是非常安全的。

以腘绳肌牵伸为例，简单体会一下易化牵伸术。牵伸者仰卧，髂腰肌和股直肌主动收缩屈髋，此时尽可能伸直膝关节，后面的腘绳肌会被牵拉紧张。在无痛前提下达到最大伸膝屈髋幅度，助手固定此角度，牵伸者腘绳肌收缩伸髋，助手予以阻止伸髋的力量。牵伸者伸髋的力量和助手阻止的力量相等，髋部屈伸角度并无变化，此时牵伸者做的是腘绳肌等长收缩，时间以 6 秒为宜。6 秒后牵伸者继续主动行髂腰肌、股直肌收缩屈髋，此时伸膝屈髋角度可以增加。如此操作几次，可以纠正肌肉功能障碍，提高关节活动度。

第七章
呼吸养生术

养生的方法有很多，有能通过饮食调摄，均衡人体所需的营养素；有的通过拉伸肌肉，改善局部缺血状态；还有的通过调整呼吸，提高机体新陈代谢等。气血操对呼吸的方法也有要求，其原理与各种呼吸养生术殊途同归，可从下文中了解一二。

第一节　中国古代吐纳术

呼吸调理的方法在我国有着悠久的历史，为人们的健康养生做出了不小贡献，也让我们对身体的生理活动有了深刻的认识。

天津博物馆珍藏着一枚战国时期的玉铭，名曰“行气玉佩铭”，其篆文共45字：“行气，深则蓄，蓄则伸，伸则下，下则定，定则固，固则萌，萌则长，长则退，退则天。天几春在上；地几春在下。顺则生，逆则死。”该铭文被称为现存最早的气功文献资料。郭沫若《奴隶制时代》释其文为：“这是深呼吸的一个回合。吸气深入则多其量，使它往下伸，往下伸则定而固；然后呼出，如草木之萌芽，往上长，与深入时的径路相反而退进，退到绝顶。这样天机便朝上动，地机便朝下动。顺此行之则生，逆此行之则死。”对于郭沫若先生的解释，一些人不置可否，还有些人提出其他意见。但无论如何，该铭文是我国气功养生方面最早的文献，应该没有异议。

《庄子・外篇・刻意》云：“吹呴呼吸，吐故纳新，熊经鸟伸，为寿而已矣。此道引之士，养形之人，彭祖寿考者之所好也。”吐故纳新即为先秦时期的呼吸吐纳养生术，可见吐纳术已经影响人们的日常生活，是当时养生延寿的重要方法之一。

其后吐纳术不断完善，到魏晋南北朝时，吐纳术和道教、佛教紧密结合，并快速发展。东晋道家兼医学家葛洪在《抱朴子・内篇・释滞》有云：“得胎息者，能不以鼻口嘘吸，如在胞胎之中，则道成矣。”该篇又云：“初学行气，鼻中引气而闭之，阴以心数至一百二十，乃以口微吐之，及引之，皆不欲令己耳闻其气出入之声。常令入多出少，以鸿毛著鼻口之上，吐气而鸿毛不动为候也。渐习转增其心数，久久可以至千。至千则老者更少，日还一日矣。”胎息法是道家常用的吐纳养生术，通过呼吸的修炼，可达到养生保健的目的。

南北朝时有一位传奇的印度僧人，叫菩提达摩，在嵩山少林寺创立了佛教的禅宗一脉。其著作《易筋洗髓经》呼吸论中对于此有专门论述：“呼吸和吐纳有异。呼吸是吸下呼上，吐纳是吐出纳入。吐纳可分清浊而不可合阴阳，呼吸可合阴阳并可分清浊。易筋洗髓工夫吐纳少，呼吸多。先吐纳，后呼吸。呼吸有顺有逆，顺以运一身清气，逆以和两仪清气。”其对呼吸的认识表现在：①导引内功，呼吸第一。②鼻式呼吸，先吸后呼。③无多无少，不徐不疾，气不可凑，志不可移，亦不可馁，无过不及。出入不闻，定期调息。④呼吸节率，三度交关，坎离相济；吸七呼七,三七收功。

《易筋洗髓经》认为呼吸和吐纳还不一样，吐纳类似于肺通气、肺换气，呼吸类似于组织换气，要细、慢、均匀地深长呼吸；呼吸要通过鼻子进行，呼吸之前要先做几次深快的吐纳，使血液中储备较多的氧；呼吸要气定神闲，徐徐进行，不可强加意志，也不要心猿意马；一呼一吸为一息，七息为一节，每次做三节可收功。

第二节　中国传统呼吸操——六字诀

几乎和菩提达摩同一时期的陶弘景，受葛洪老前辈影响较大，隐居于茅山，开创了道教上清派的茅山宗。陶弘景发明了一套呼吸养生术——长息法，其著作《养性延命录》有曰：“凡行气，以鼻纳气，以口吐气，微而行之名曰长息。纳气有一，吐气有六。纳气一者，谓吸也；吐气六者，谓吹、呼、嘻、呵、嘘、呬，皆为长息吐气之法。时寒可吹，时温可呼。委曲治病，吹以去风，呼以去热，嘻以去烦，呵以下气，嘘以散滞，呬以解极。”后世把这 6 种呼气法和脏腑对应结合起来了（图 7-1）。

一、六字诀操作要点

（一）“吹”字诀

嘬口如吹口哨状，嘴唇发出 chuī 音。

（二）“呼”字诀

嘬口圆长，微启齿，舌向前，唇喉间发出 hū 音。

道家养生六字诀

脏器		发声
心	——	呵（hē）
肝	——	嘘（xū）
脾	——	呼（hū）
肺	——	呬（sī）
肾	——	吹（chuī）
三焦	——	嘻（xī）

图 7-1　六字诀和脏器一一对应

（三）“嘻”字诀

唇微启，齿闭，舌尖向下轻抵下切牙内面，舌齿间发出 xī 音。

（四）“呵”字诀

口半张，齿微启，舌下压，喉中发出 hē 音。

（五）“嘘”字诀

唇微闭有缝，齿微启，舌向前，唇舌之间发出 xū 音。

（六）“呬”字诀

微张口唇，齿闭，舌抵下切牙内面，齿舌之间发出 sī 音。

六字诀根据脏腑病痛的不同，或者计划调理的脏腑不同，有针对性地选择合适的方式。一吸一呼为一息，一次六息为度。

二、相关肢体动作

完整的六字诀需要配合相关肢体动作。

（一）嘘

以鼻吸气，嘘气（呼气）时两目圆睁，怒目而视。

（二）呵

双手十指交叉，上举于头顶，吸气时向上托起，呵气时下降放于头顶。

（三）嘻

以鼻吸气，躺卧行功法，但若是不方便，站、坐亦可。

（四）呼

以鼻吸气，呼气时口唇撮口。

（五）呬

以鼻吸气时，双手缓缓上托，掌心朝上，呬气时双手缓缓放下。

（六）吹

随着吹气双腿屈膝下蹲，站起时以鼻吸气。

第三节　现代呼吸操

现在呼吸科或胸科医护人员也会推荐指导患者做现代版的呼吸操。现代版呼吸操要求鼻子吸气，缩唇呼气，配合屈伸开合动作。

一、前倾呼吸

锻炼要点：站立吸气，前倾呼气。

脊柱前倾时有利于增加呼气的补呼气量。

二、蹲位呼吸

锻炼要点：站立，上举肩关节吸气，下蹲呼气。

上举肩关节可以打开胸廓，有利于吸气；下蹲时腹部脏器挤压膈肌上抬，胸压增加，有利于呼气。

三、双臂下垂呼吸

锻炼要点：外展肩关节吸气，内收肩关节呼气。

外展肩关节可增加胸廓容量，有利于吸气；内收肩关节可减少胸廓容量，有利于呼气。

四、抱头转体呼吸

锻炼要点：双手抱头吸气，转体呼气。

双手抱头水平外展，可增加胸廓容量，有利于吸气；旋转侧体时胸廓容量减小，有利于呼气。

五、耸肩旋转呼吸

锻炼要点：屈肘，手指着肩，肩关节外旋吸气，肩关节内旋呼气。

外旋可增加胸廓容量，有利于吸气；内旋可减少胸廓容量，有利于呼气。

六、马步拳击呼吸

锻炼要点：出拳呼气，收拳吸气。

出拳时肩关节紧贴胸廓，可减少胸廓容量，有利于呼气；收拳则解开肩胛骨和胸廓贴合，有利于吸气。

七、叉腰侧身呼吸

锻炼要点：叉腰吸气，叉腰侧身呼气。

叉腰，肩关节外旋时可增加胸廓容量，有利于吸气；侧身时可减少胸廓容量，有利于呼气。

八、水平肩呼吸

锻炼要点：双侧肩关节外展 180°，吸气。

现代版的呼吸操是肢体运动和呼吸运动的配合，适合慢阻肺、胸部术后等肺功能下降的患者康复锻炼，有利于提高肺通气效率，提高患者肺功能。

第四节　呼吸养生术的基础——腹式呼吸

行气功、吐纳术、胎息法、长呼吸、六字诀、呼吸操都是行之有效的呼吸养生法，不仅能提高脏腑功能，还有延年益寿之功。这些养生康复方法有一个共同的基础功——腹式呼吸（图 7-2）。

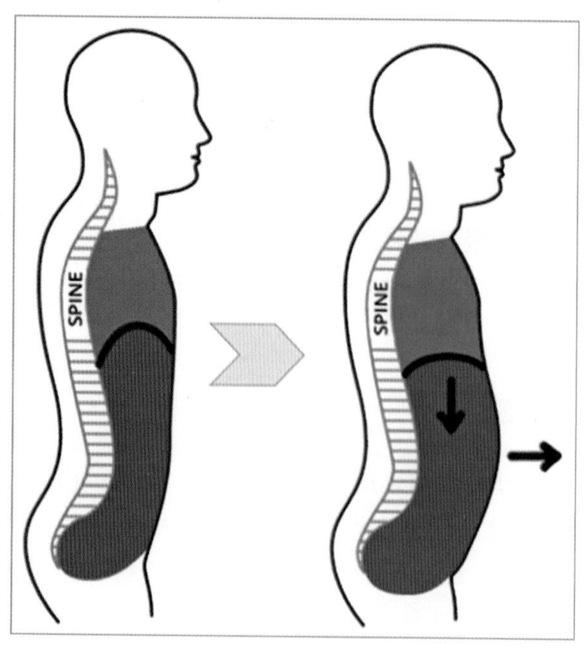

图 7-2　腹式呼吸时的膈肌运动

本书前面已经介绍，人体呼吸有两种，一种是胸式呼吸，一种是腹式呼吸，有时候这两种呼吸形式混合进行。大部分女士的自主呼吸是胸式呼吸，男士则是腹式呼吸。胸式呼吸时肋骨移动，胸廓扩张，这种呼吸形式会出现肺泡利用率不全的现象，特别是肺底的肺泡处于休息状态，不利于肺通气与肺换气。改变腹式呼吸需要有意识地去训练，大幅度的膈肌活动能充分调动肺泡更多地参与呼吸运动，缓慢深长的肺换气有利于组织换气。正确的腹式呼吸，能达到高效呼吸之目的。

下面了解一下腹式呼吸：

腹式呼吸训练要在安静的状态下进行，无论站立位、坐位还是仰卧位。剧烈运动时呼吸浅快，无法进行深长的腹式呼吸训练。

腹式呼吸分为顺腹式呼吸和逆腹式呼吸。吸气鼓肚，呼气凹下为顺腹式呼吸；逆腹式呼吸则是吸气时收缩腹肌，主要是脐下耻骨联合之间的腹部肌肉收缩，呼气时该部位肌肉放松。顺腹式呼吸锻炼比较简单，可提高心肺功能和腹部脏器功能，逆腹式呼吸需要特殊训练，一般用于气功练习者。

腹式呼吸的要点：

用鼻子匀速、缓慢、深长地吸气，缩唇呼气。要最大幅度地做补吸气和补呼气，仔细体会腹式呼吸时腹部肌肉的参与度。

腹式呼吸的练习（仰卧位，以顺腹式呼吸为例）：

全身放松仰卧于床，左手掌置于胸部，右手掌置于腹部，呼吸时双手感触胸部的活动幅度和腹部肌肉的紧张，腹式呼吸前先自然呼吸片刻。开始腹式呼吸时，鼻子吸气，缓慢深长地进行最大程度的补吸气，此时左手几乎未感觉胸部有变化，右手感觉上腹部膨隆鼓起，就像吹气球吹到最大程度，停顿数秒后转为呼气。缩唇呼气，把气缓缓吹出体外，左手未感觉胸部变化，右手感觉气球在撒气，直至腹部凹陷到最大程度。一呼一吸大约 15 秒，每次锻炼大约 15 分钟，当熟练后可以不用双手感知监督，并根据能力逐渐增加每息的时间和锻炼总时间。

第五节　诸多“气功”

“气功”发源于中国，是以呼吸的调整、身体活动的调整和意识的调整（调息、调身、调心）为手段，以强身健体、防病治病、健身延年为目的的一种身心锻炼方法。

气功不同于一般的体育锻炼，体育锻炼重视肌肉形体的调整，肌肉健硕，关节灵活，运动时心肺功能良好。气功更重视调息和调心，如龟息、蟾息、胎息等，都是通过呼吸的调节，把新陈代谢调整到最低程度，以期益寿延年之功；调心就是排除喜怒哀乐等杂念，让心境趋于平和，类似于佛家的“入定”。

气功分为软气功和硬气功（图 7–3），软气功的主要目的是养生保健，硬气功的目的是“内炼精气神，外炼筋骨皮”。软气功以锻炼呼吸吐纳为主。硬气功在呼吸锻炼的基础上，配合导引炼气、排打等辅助锻炼。人们普遍认为，武当道家软气功为其擅长，如道家的周天功、导引吐纳术；少林则擅长硬气功，如少林八大金刚硬气功、金刚罗汉功、铁头硬气功等。

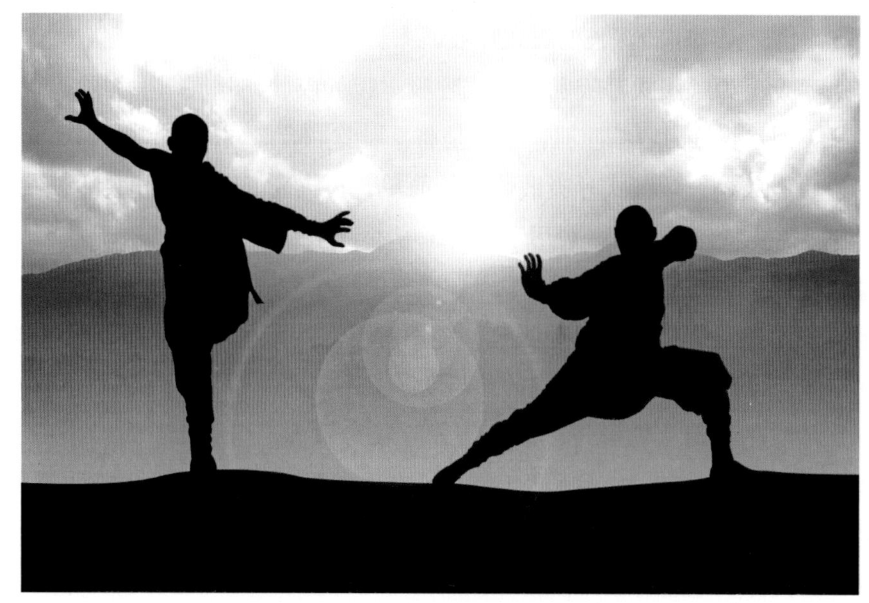

图 7–3　气功的修炼

一、软气功

软气功以周天功为例，周天功包括小周天功和大周天功。

小周天功的修炼，首先来看准备工作：姿势、呼吸和意念。姿势以坐位为佳，呼吸最初以自然呼吸为主，熟练后可以采用逆腹式呼吸，缓慢、均匀地深长呼吸，注意气在经脉中的运行，使吸气之终，气到百会；呼气之末，气归于丹田，如此反复周流循环。意念，即刚开始意守丹田，熟练后可以意守命门或会阴。准备工作完成后，就可以开始小周天运行了：意守丹田，将下丹田之气下移会阴，然后轻吸气、舌顶上腭、提肛收腹，催会阴之气到尾闾，循督脉上行，经夹脊、玉枕，到达百会；呼气，松肛鼓肚，以意引气，百会之气降至两侧耳前到舌根、舌尖，舌尖下抵下腭，将气徐徐咽下，历经上、中、下丹田。气从下丹田出，最终又回到下丹田，此乃小周天。小周天要经三关（尾闾、夹脊、玉枕），过三田（上、中、下丹田）。

大周天的修炼要在小周天的基础上进行，呼气，舌抵下腭，松肛鼓肚，下丹田之气下沉至会阴，然后继续沿下肢内侧到达脚底涌泉；吸气、舌顶上腭、收腹，涌泉之气循大腿外侧回到会阴，提肛，气循督脉上行，经三关到达头顶百会，顺耳前到舌尖，呼气，过三田，从下丹田气沉会阴，下降至涌泉。百会—涌泉—百会—涌泉，周而复始，此乃大周天。

二、硬气功

硬气功以八大金刚硬气功为例，该功法要以呼吸、养气为前提，通过八大招式导引达到“内炼一口气”的目的。通过排打、固气和发力的练习，达到“外炼筋骨皮”的目的。

（一）呼吸

修炼硬气功的正确呼吸方法，包括吞气、喷气、顶气、沉气。

1. 吞气

首先徐徐吐出体内浊气，然后缓慢均匀地深吸一口气，如同吞咽食物一样把气咽下，气循任脉下沉丹田；呼气时提肛，气从命门回到丹田。

2. 喷气

深吸气后，气沉丹田，丹田鼓舞气迅速猛烈地通过口鼻喷薄而出。喷气多伴排打，上肢发力时，气贯于劳宫；下肢发力时，气贯于涌泉。

3. 顶气

吸气，双侧掌心从胸部向下按压，气沉丹田；呼气时，掌心向上，把气运到头部和手掌。

4. 沉气

吸气，气沉丹田，小腿绷紧，脚趾抓地；呼气，下肢屈曲，气贯于涌泉。

（二）养气

养气，即温养后天真元之气。

养气以坐位为佳，自然放松为前提，微闭双眼，舌顶上腭，双手相叠轻覆于小腹，意守丹田，状若入定。呼吸从自然呼吸逐渐转为均匀、缓慢、细长、深度的呼吸。养气的锻炼可以让修炼者的精气神更加饱满。

养气结束前需要叩齿 36 下，口中分泌的金津玉液分 3 次吞入腹中，双手搓热轻覆面部，缓慢活动收功。

（三）炼气

通过八大招式导引炼气，以求“内炼一口气”之功。

八大招式分别为：枯树盘根、海底捞月、气贯丹田、罗汉托天、金刚怒目、怀中抱月、霸王开弓和大圣登陆。

1. 枯树盘根

丁字步站立，掌心向下，双手指尖相对。鼻子呼气，同时缓慢弯腰，掌心触碰地面。呼气完成时，双手翻掌，掌心向上，指尖相对，微启口唇牙齿轻叩，齿缝之间吸气，均匀深长地缓慢吸气，同时徐徐直腰。直腰稳定后双手似托物状向上至胸廓肋缘水平，以最大幅度的吸气完成。气吞入腹，下沉丹田，双手下按放下，撮口呼气。以上动作做 3 遍，然后丁字步换脚再做 3 遍。

2. 海底捞月

和枯树盘根相比，站姿丁字步改为外八字步，其余动作一样，左右各做 3 遍。

3. 气贯丹田

外八字站立位，双上肢外展呈水平位，手指伸直掌心向下。最大幅度地用鼻子呼气后，手指屈曲呈爪状，弧形内收于双下肢外侧，同时缓慢吸气。屈肘双爪上托，大约屈肘水平位时完成最大幅度的吸气。屏住呼吸，双爪变拳，轻轻击打对侧胸部，左右各 3 次。气沉丹田，双手放下，呼气。

4. 罗汉托天

外八字站立位，前半程动作和气贯丹田相似，到屈肘双爪上托到胸部水平时，变爪为掌，拇指外展，其余四指并拢伸直，手掌外旋，拇指相对，掌心向上。继续上举过头顶，最大幅度地向上托举，此时吸气完成，如同吞咽食物一样，把气咽下。双手放下，自然呼气。

5. 金刚怒目

动作和罗汉托天相似，屈肘双爪上托到胸部时，变爪为掌，手掌外旋，掌心相对，继续上举到双耳水平，此时完成最大幅度的吸气，屏住呼吸，眼珠上翻漏出白睛，如同吞咽食物一样，把气咽下。闭上眼睛，双手放下，自然呼气。

6. 怀中抱月

外八字站立位，双臂外展将至水平位，掌心向前，鼻子呼气。手指屈曲变为爪，缓慢深长吸气，水平内收至双上肢成平行位，双侧掌心相对。屈腕掌心向后，如同抓固着球状物，屈肘向腹部收回，将到腹前时吸气完毕，如同吞咽食物一样，把气咽下，气沉丹田。上臂带动前臂快速后伸甩出于身后，同时嗓子发出短促的“嗨”声，双手放下，自然呼气。

7. 霸王开弓

丁字步站立，左侧屈肘固定于左侧季肋部，右侧上肢外展呈水平位，掌心向上，鼻子呼气。缓慢吸气，肘腕伸直，右侧肩关节内收内旋，前臂内旋，掌心向下，向左侧击掌。前臂外旋掌心向上，快速水平向外，并发出短促的“嗨”声，双手放下，自然呼气。

8. 大圣登陆

外八字站立，双上肢外展至水平位，掌心向下，鼻子进行最大幅度的呼气。缓慢吸气，双手变爪内收置于双下肢外侧，掌心向后，指尖朝下。吸满屏住呼吸，左转腰，左侧下肢着地支撑，右侧下肢屈膝上抬，脚尖置于左侧膝盖内侧，双手平起向左摆，掌心向右。右侧下肢返回，脚外缘着地，并发出短促的“嗨”声，双手放下，自然呼气。

呼吸、养气、炼气是硬气功的基本功，若方法得当、持之以恒，可以达到强身健体的功效，并且具备一定的抗击打能力。如果想要更加强大的抗击打能力，需要增加排打、固气和发力的练习。可以专门练习某一个部位，也可以按照先右后左、先上后下的顺序进行。排打练习要配合呼吸、发声和发力，才能功成而不伤己。“外炼筋骨皮”属于专业人士的修炼项目，在此不做赘述，也请大家切勿盲目模仿。

以上以软气功的周天功和硬气功的八大金刚硬气功为例，可以初步了解中国传统文化的瑰宝——气功。当然，我国气功成种类百上千，流派众多，方法各异，有的源自道教，有的源自佛教，有的源自医家，有的源自武术，总的来说都是呼吸锻炼配合导引动作，从而达到强身健体、延年益寿之功效。

第八章

气血操的练习方法

气血操不仅是浮针兼气血新论创立人把气血新论运用到健身操的一个独创实践，更是仿生学、舒筋术及呼吸养生术的完美结合，不仅功效显著，而且具有简单易学、不挑场地等优点，下面让我们来详细介绍。

第一节　气血操源流

气血操脱胎于2020年在北京中医药大学首创的“四向懒腰 plus”（图 8–1）。

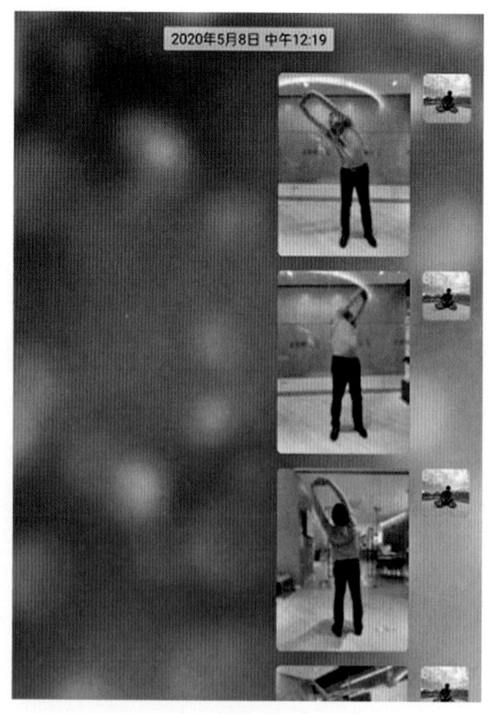

图 8–1　2020 年 5 月 8 日午时，符仲华老师第一次做“四向懒腰 plus”

伸懒腰人人都会，是人的本能，甚至不单单是人的本能，猫狗这些动物都会伸懒腰。这个动作看似很简单，天生就会，实则内有乾坤，大有文章。伸懒腰，英文称 stretch oneself。因为伸懒腰的同时多伴有打呵欠，所以也经常叫作 stretch oneself with yawn 或者 yawning and stretching，其中 yawn 是打呵欠的意思。因此，实际上，典型的伸懒腰包含两个一气呵成的动作：拉伸和打呵欠。“四向懒腰 plus”的英文我们暂定为“stretching and yawning plus”，简称“SAY+”。“SAY+”是我们在气血新论的理论指导下，对伸懒腰动作进行观察分析，运用仿生学的原理，在北京中医药大学创制的。

最早介绍“四向懒腰 plus”的是 2020 年的《中医健康养生》杂志（图 8–2）。

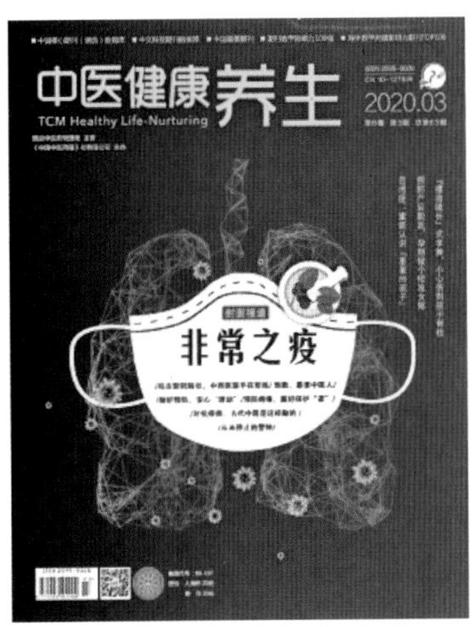

图 8–2　气血操的前身“四向懒腰 *plus*”在《中医健康养生》首发

其后，2021 年完善后编入《气血新论：基于浮针医学的中西汇通》（图 8–3）。

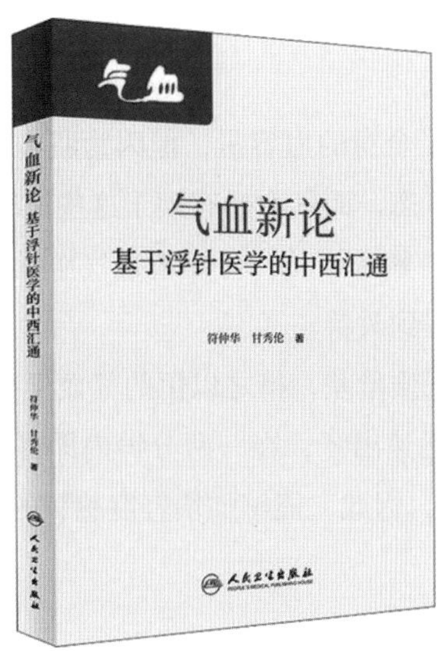

图 8–3　《气血新论》

2021年10月在成都举办的世界中医药学会联合会浮针专业委员会第十届年会上，发明人符仲华在演示前，突然觉得“四向懒腰plus”这个名称还不是最好，不符合中国人的习惯，叫“气血操”似乎更合适，于是与大家商定，正式命名为“符仲华·气血操”，简称“气血操”。

气血操是拉伸（也可以说是轻度再灌注活动）和深呼吸完美结合的养生保健法，不仅可以快速纠正目标肌肉的缺血状态，恢复肌肉的正常功能，还能改善心、肺、大脑以及腹部脏器的缺血，提高相关脏器功能。气血操可以作为浮针等针刺治疗后的家庭作业，促进气血运行，提高组织修复，成为广大患者加快康复的助推器。气血操还可以作为亚健康人群养生保健的重要方法，因操作简便，安全有效，大家可以随时随地锻炼，深受操练者的喜爱。

气血操糅合了伸懒腰和深呼吸两部分，这两者都可以说是对肌肉群进行的再灌注活动。伸懒腰主要针对的是四肢和躯干的浅表肌肉，深呼吸主要针对的是呼吸肌群。

与人类一样，动物们也有很多缓解疲劳的方法，如身体和树桩摩擦、就地打滚，还有伸懒腰等，都可以有效挤压、牵拉目标肌肉组织，和放松肌肉交替进行，出现缺血—充血—缺血—充血现象，这就是典型的无意识的再灌注活动。再灌注活动可以快速地带走局部肌肉的代谢产物，输送来新鲜的血液，有利于新陈代谢和组织修复。气血操是强化版的伸懒腰，要竭尽全力、动作到位地伸展肌肉。气血操是向四个方向伸懒腰，分别是左前上、右前上、左后上、右后上，这样可以全方位地牵拉目标肌肉。

经常做气血操的意义：

1. 气血操使得肌肉的强度绷紧8～10秒，而后放松，可以纠正肌肉功能障碍，恢复已经缩小的关节活动度。

2. 虽然气血操改变不了全身的血容量，但因为肌肉紧张造成的局部缺血可导致局部功能性病痛或亚健康状态，而气血操有助于这些情况的改善。

3. 因为肌肉状态与情绪紧密相关，可以通过气血操放松原本紧张的肌肉，由此导致的轻度抑郁等也可以得到改善。

4. 紧张肌肉会导致睡眠质量差，持之以恒的气血操练习有利于改善睡眠。

5. 气血操可以让人体迅速出汗，在一两分钟内即可微微出汗，有类似桂枝汤的效果，所谓“无药桂枝汤”，因此，能够加快轻度感冒的恢复（图8–4）。

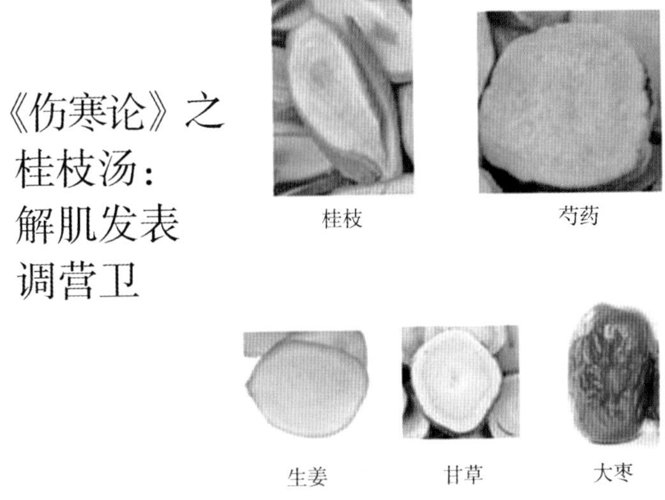

图 8-4　气血操，微出汗，类似桂枝汤的功效

当然，气血操并非万能，也有很明显的局限性：

1. 气血操并不能使肌肉变得更强大，并不能代替日常的跑步、散步和健身房的肌肉主动锻炼。

2. 对于较为严重的肌肉病痛，气血操只能作为浮针等专业治疗后的微调，不能替代这些专业治疗，因为气血操针对性不强。

3. 凡是器质性的病痛，气血操爱莫能助。

4. 气血操来自医学，没有文化的标签，不能像太极拳、八段锦等传统养生方法一样显得有档次、有文化。

第二节　练习方法

气血操常有两种实施方式，一为站立式，一为坐立式。站立式较坐立式影响的肌肉多，范围广，故请大家尽可能采用站立式。

一、站立式气血操

一套完整的站立式气血操包括左前、右前、左后、右后 4 组，完成时间大概在一分半钟到两分钟，具体如下。

（一）站立式气血操第一组：左前方（图 8–5）

1. 肩、肘、腕放松，上肢自然下垂于身体两侧；双腿分开，与肩同宽；挺胸收腹，提臀缩肛；舌顶上腭，目视前方。

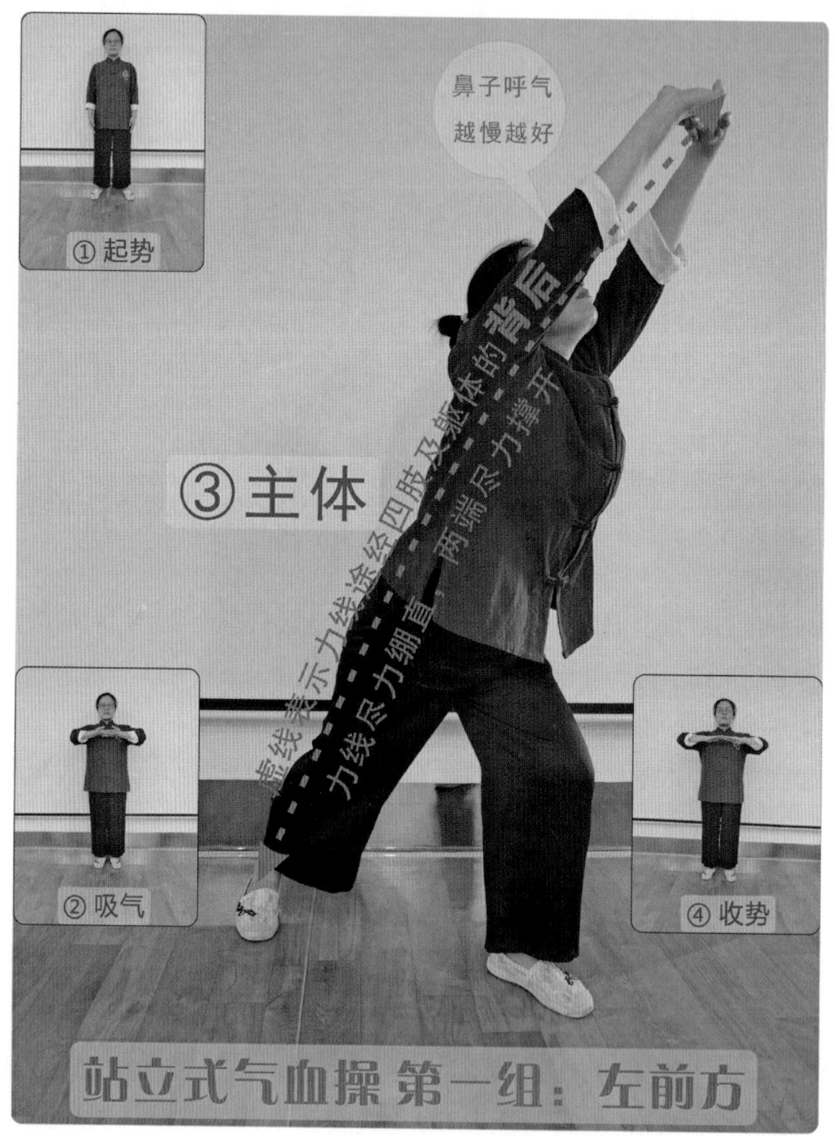

图 8–5　站立式气血操第一组：左前方

2. 双手缓慢抬起，十指交叉于胸前，继续上举至前额，同时鼻子深吸气 3 ～ 5 秒。

3. 左侧下肢向前方跨一小步，前腿弓、后腿蹬，右足跟要紧踩地面，不要抬起，身体要向左前倾（不要旋转，扭曲）。双手交叉过前额后手心向上翻转，继续向左前上方尽力上举，目视手背。

屏息－尽力拉伸是气血操的核心内容，屏息时间要长，最少 8 秒，要达到“脸红脖子粗”的效果，侧方拉伸要竭尽全力，右侧上臂外侧、右侧肩胛骨外侧、右侧腰背部、右侧腹部、右侧臀部外侧、右侧大腿外侧要有明显的牵拉感。右侧下肢、左侧上肢几乎牵拉在一个直线。最大幅度地伸展，要有两端分离的感觉。

4. 双手交叉弧形下落，自然翻转，掌心向上收于胸前。

收功后正常均匀呼吸 3 次，待气息调整平稳后，方可做下一组。

（二）站立式气血操第二组：右前方（图 8–6）

流程基本和第一组左前方一致，除了右侧下肢跨步和牵拉方向不同。

鼻子呼气
越慢越好
① 起势
虚线表示力线途经四肢及躯体的背后
力线尽力绷直，两端尽力撑开
③主体
② 吸气
④ 收势
站立式气血操 第二组：右前方

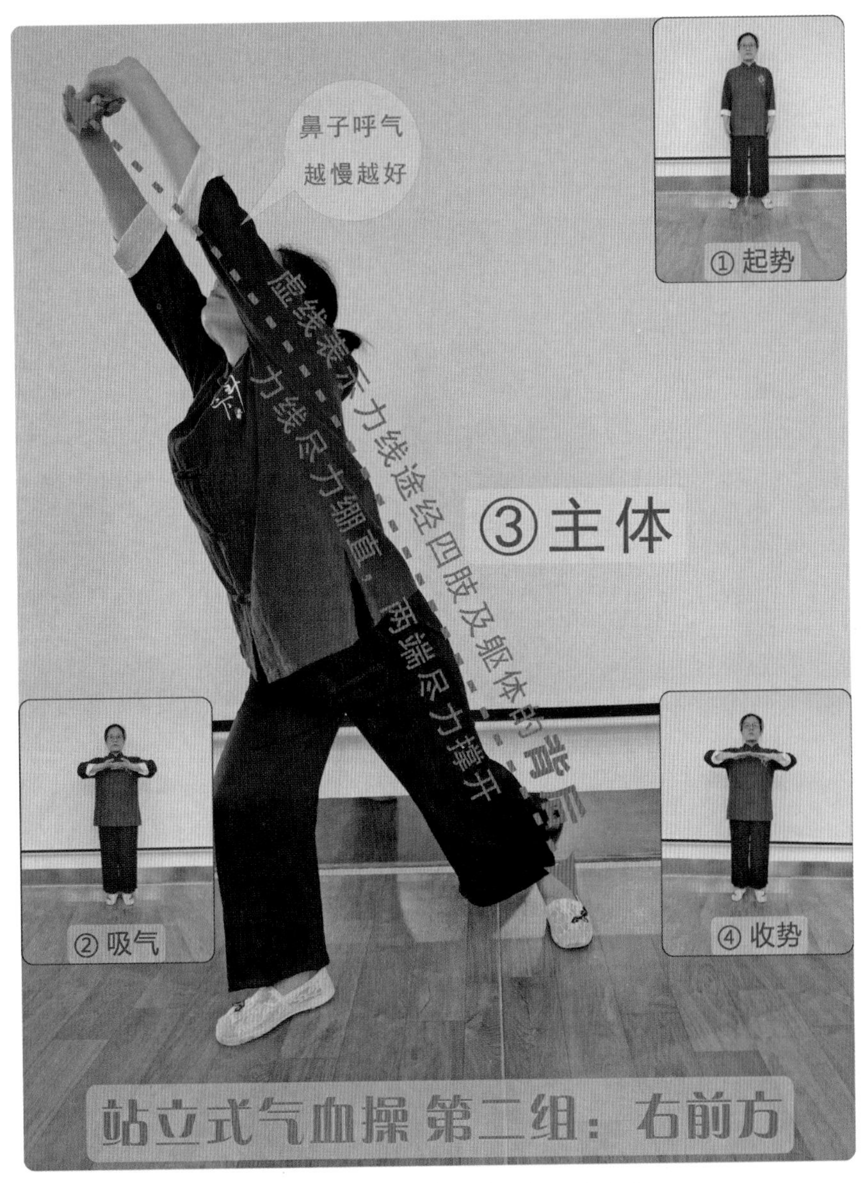

图 8–6　站立式气血操第二组：右前方

（三）站立式气血操第三组：左后方（图 8–7）

1. 肩、肘、腕放松，上肢自然下垂于身体两侧；双腿分开，与肩同宽；挺胸收腹，提臀缩肛；舌顶上腭，目视前方。

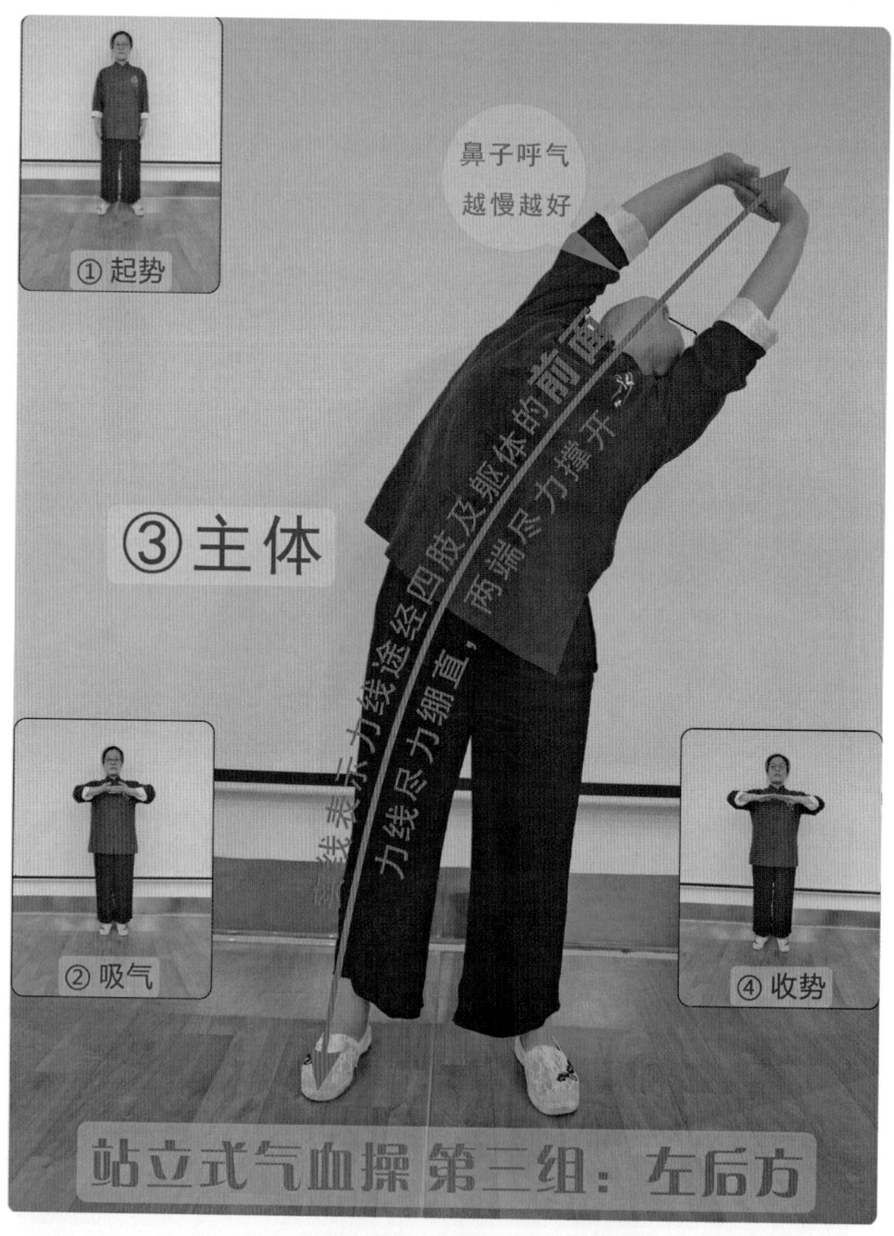

图 8–7　站立式气血操第三组：左后方

2. 双手缓慢抬起，十指交叉于胸前，身体后倾仰肚子，交叉的双手继续上举至前额，同时鼻子深吸气 3 ～ 5 秒。

3. 最大幅度后倾仰肚子，向左侧屈牵拉上肢和脊柱，注意脊柱不要旋转。屏息－尽力拉伸原则同上，侧方拉伸要竭尽全力，右侧上臂外侧、右侧肩胛骨外侧及前胸、右侧胁肋部、右侧腹部及侧腹部、右侧臀部外侧、右侧大腿前面要有明显的牵拉感。最大幅度地伸展，两端要有分离的感觉。

4. 双手交叉弧形下落，自然翻转，掌心向上收于胸前。

收功后正常均匀呼吸 3 次，待气息调整平稳后，方可做下一组。

（四）站立式气血操第四组：右后方（图 8-8）

流程基本和第三组左后方一致，除了牵拉方向不同。

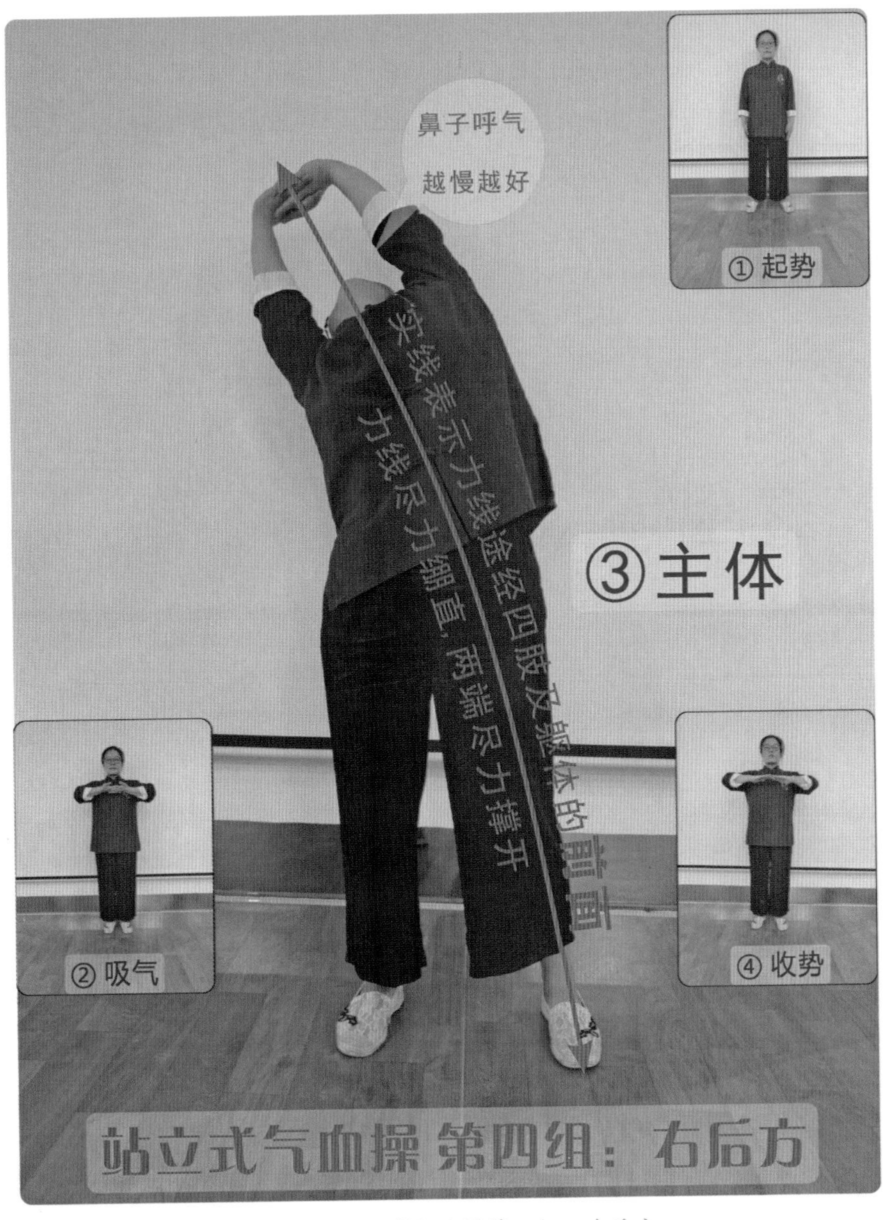

图 8-8　站立式气血操第四组：右后方

》》二、坐立式气血操

坐立式气血操虽然操作更方便，但用力效果不如站立式。

坐立式气血操一套也分为 4 组，朝 4 个方向。

（一）坐立式气血操第一组：左前方（图 8–9）

主体向左前方伸展。这一组动作，臀部最好要有吸定感，扎实不离开凳子，手臂要舒展，眼睛最好要有极目远眺的感觉。

① 起势
鼻子呼气
越慢越好
虚线表示力线途经四肢及躯体背后
力线尽力绷直，两端尽力撑开
③主体
② 吸气
④ 收势
坐立式气血操 第一组：左前方

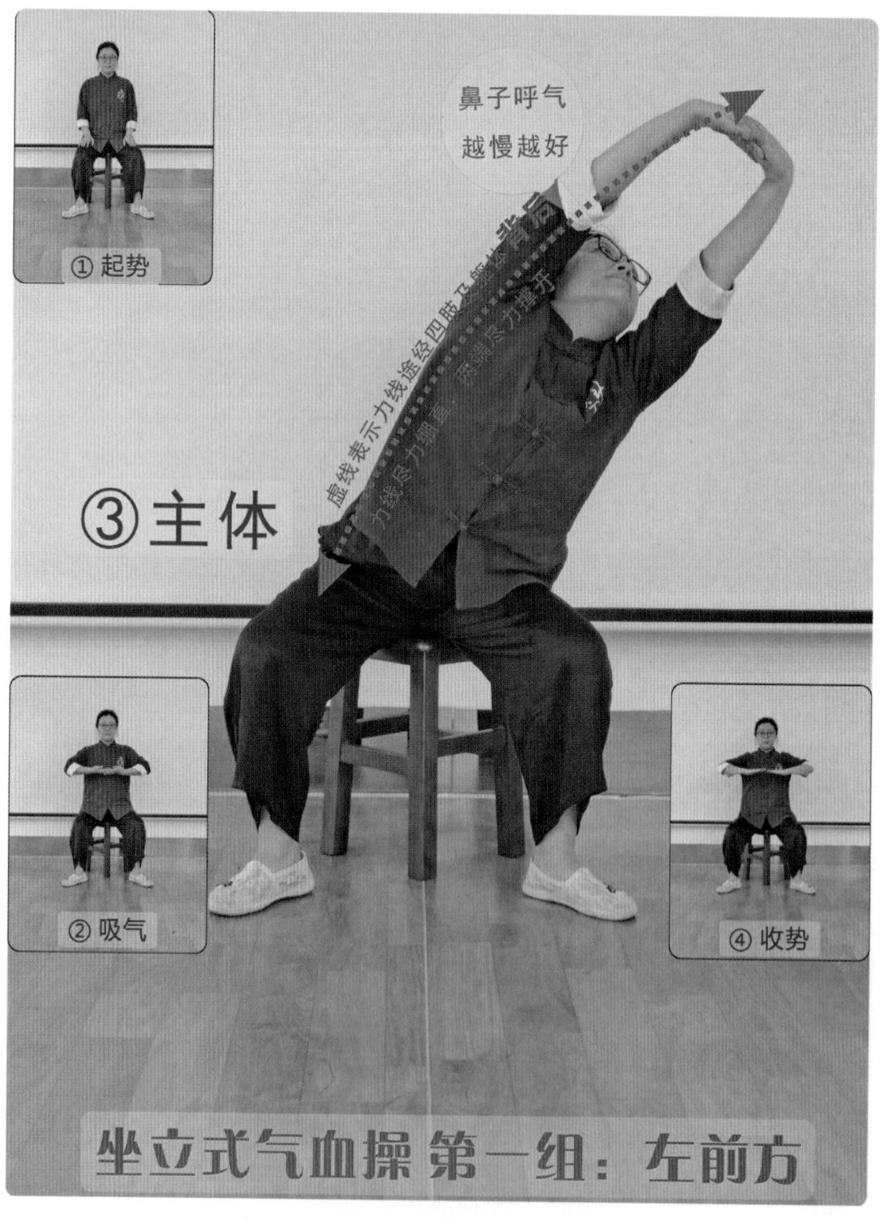

图 8–9　坐立式气血操第一组：左前方

（二）坐立式气血操第二组：右前方（图 8–10）

主体向右前方伸展。

鼻子呼气
越慢越好
虚线表示力线途经四肢及躯体背后
力线尽力绷直，两端尽力撑开
③主体
①起势
②吸气
④收势
坐立式气血操 第二组：右前方

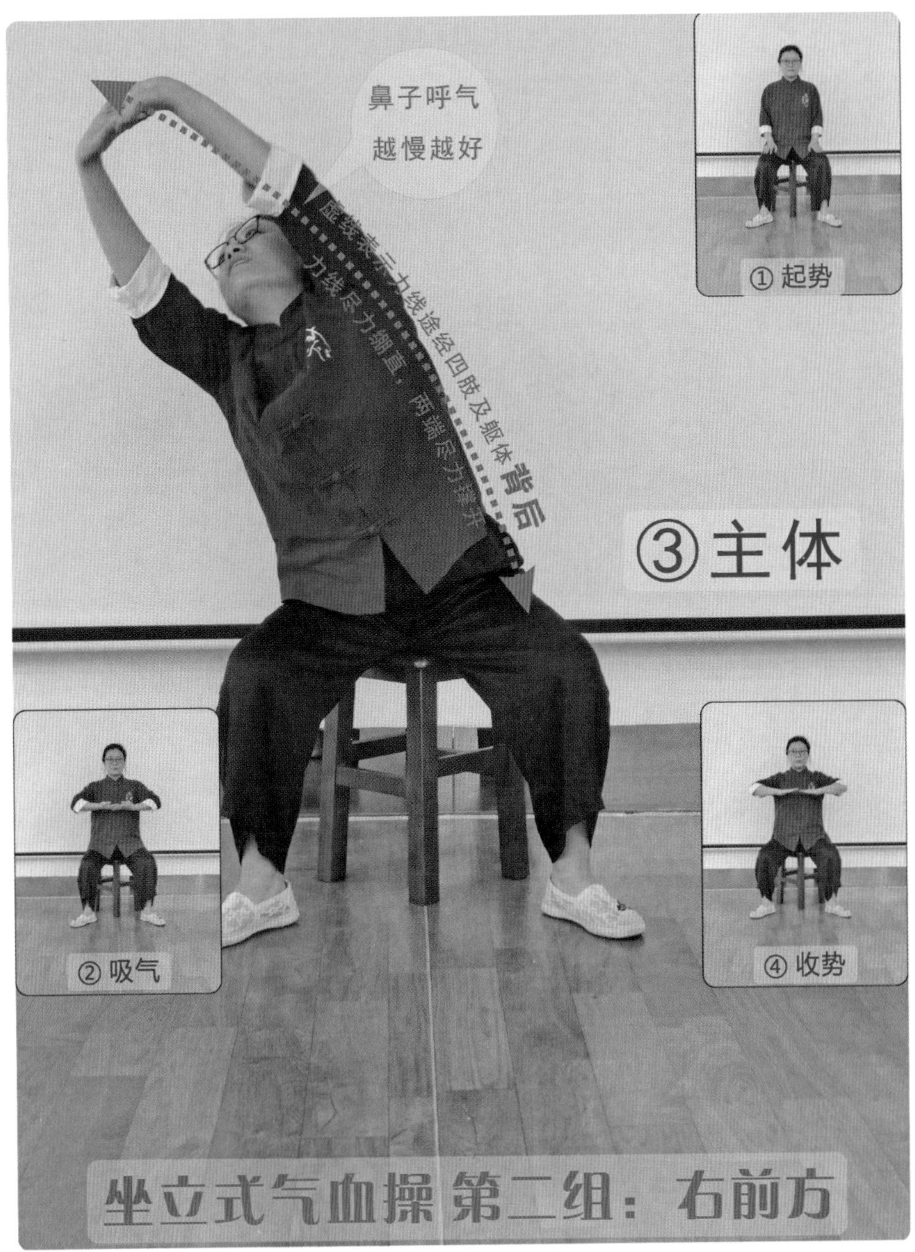

图 8–10　坐立式气血操第二组：右前方

（三）坐立式气血操第三组：左后方（图 **8-11**）

主体向左后方伸展。

鼻子呼气
越慢越好
实线表示力线途经四肢及躯体前面
力线尽力绷直，两端尽力撑开
③主体
① 起势
② 吸气
④ 收势
坐立式气血操 第三组：左后方

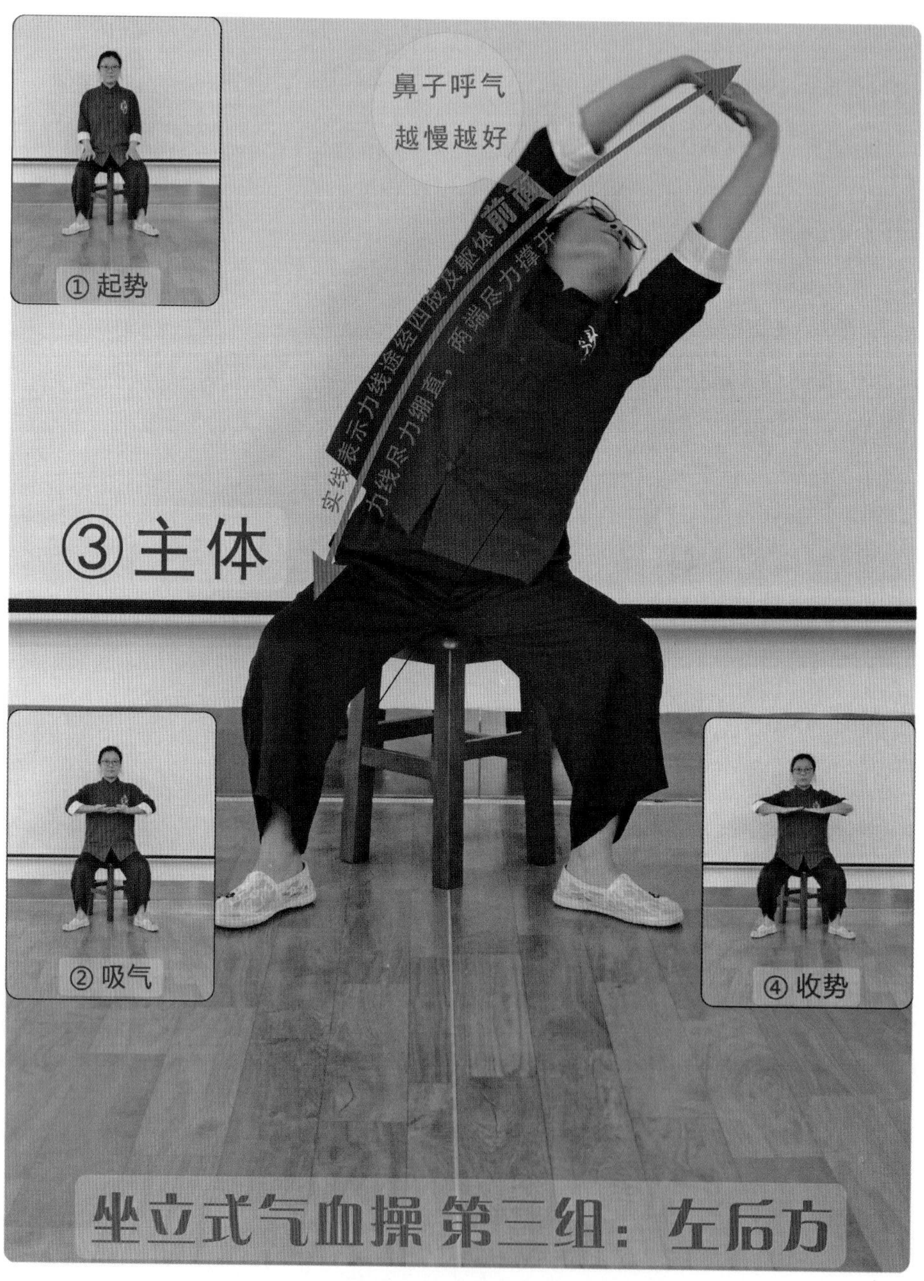

图 8-11　坐立式气血操第三组：左后方

（四）坐立式气血操第四组：右后方（图 8–12）

主体向右后方伸展。

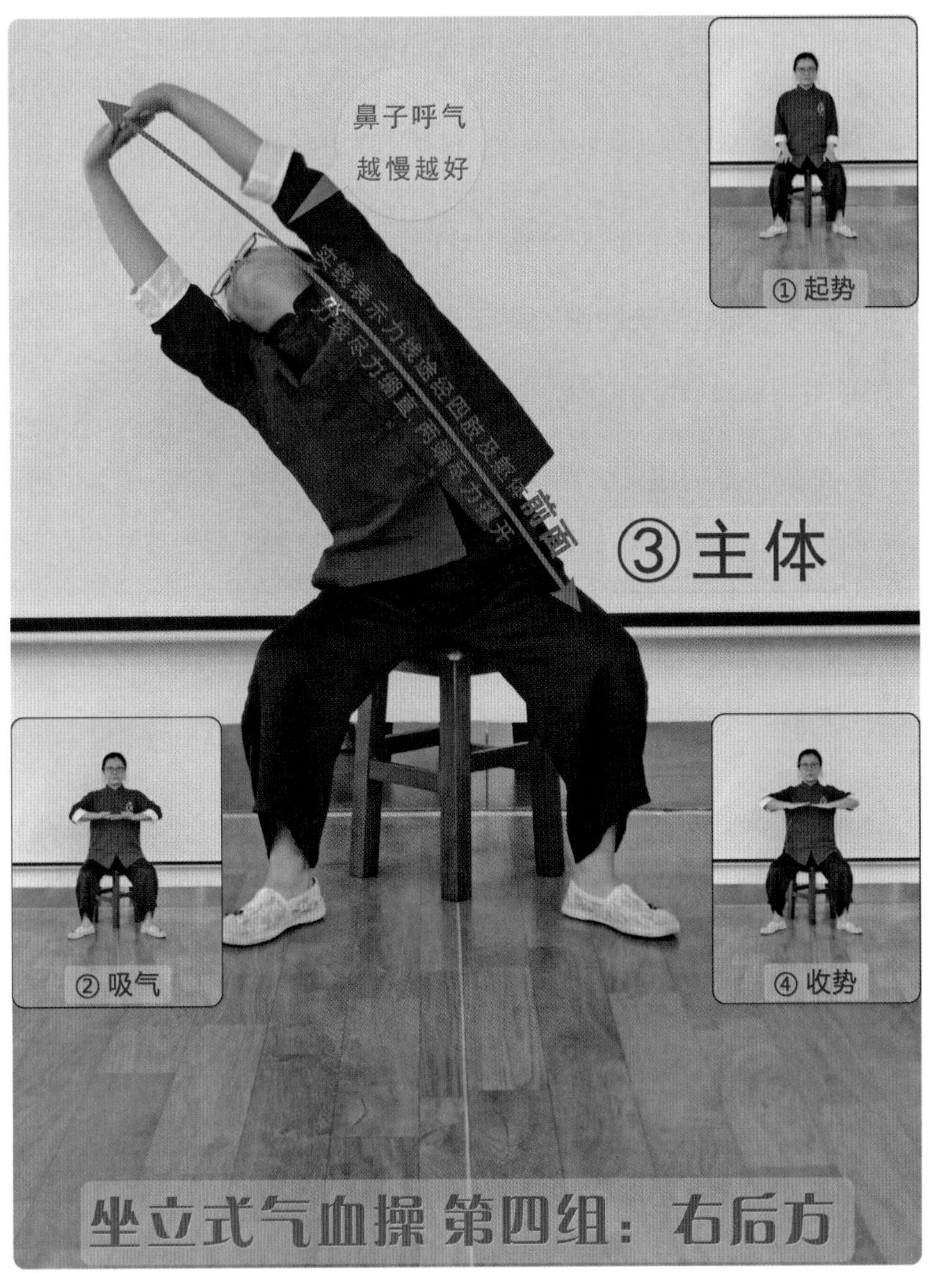

图 8–12　坐立式气血操第四组：右后方

三、气血操练习要点

1. 伸展动作一定要配合呼吸，鼻子吸气时舌顶上腭并提臀缩肛，尽可能深吸气。

2. 每组动作伸展时，力线要尽可能直，两端最大幅度地伸展，要有分离的感觉。

3. 牵拉动作要缓慢地达到最大幅度，深呼吸时要竭尽所能地慢慢呼出，最好听到从鼻腔发出的持续的气流声，一般要达到 8 秒。

4. 缓慢呼气时，确保能够感受到脖子变粗。

四、高质量完成整套动作的指标（图 8–13）

1. 脸红脖子粗。

2. 微微出汗。

3. 有如释重负的轻松感。

完成一套站立式或坐立式气血操后，如果能立即感受到已经达到上面三个指标，那就很完美。有时，尤其是病程较长的颈椎病患者，在气血操完成后会立即出现耳清目明的感觉。

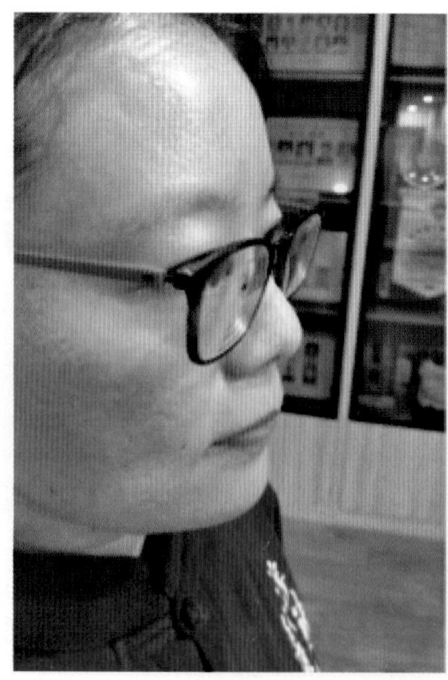
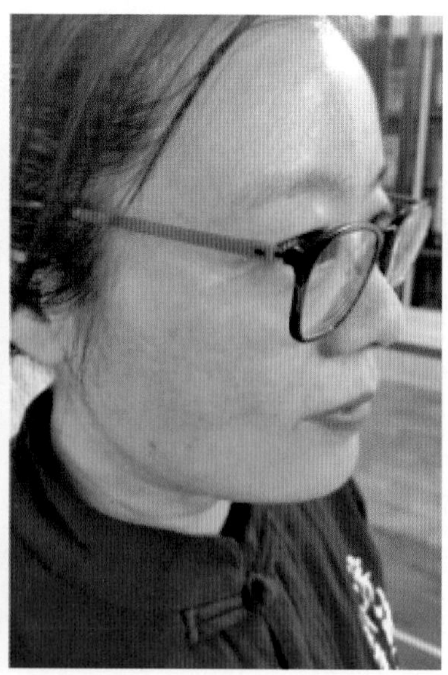

图 8–13　高质量完成气血操的客观标准：面红、脖粗、微出汗

如果上述三个指标没有达到，说明用力不足，或者姿势、动作不到位，还需要继续改进。

第三节　练习气血操的注意事项

气血操安全可靠，见效快捷，但由于人的生理状态和生活环境条件不同等因素，在练习气血操时，还应注意以下几个方面，才能达到事半功倍、安全有效的目的。

1. 有传染病、恶性病的患者，或有急性炎症、发热的患者，不要练习气血操。例如，类风湿关节炎的患者，如果体温高于正常，这时使用气血操，是没有意义的。

2. 女性怀孕 3 个月以内者，不宜练习。

3. 如果使用浮针等外治疗法后还是没有效果，这时需要查找原因，而不是寻求气血操的帮助。

4. 气血操只是一种辅助的自我治疗方式，并非所有的病痛都适合。

5. 气血操锻炼后半小时内不建议做第二套操练，尤其是老年人。

6. 气血操锻炼不要在大饥大饱时进行，以免出现不适。

7. 严重的高血压、心脏病要谨慎锻炼，适当减少锻炼强度，如遇不适则应马上停止。

8. 气血操在锻炼过程中不能出现疼痛，如某些肩关节病痛和脊柱疾病患者，要根据实际情况减小幅度，或去医院完善相关检查。

9. 骨折患者，要注意避免出现损伤加重。

10. 气血操常见的错误动作，如眼睛没有看手背、侧屈脊柱时身体有旋转，这些错误在锻炼时应注意避免（图 8-14）。

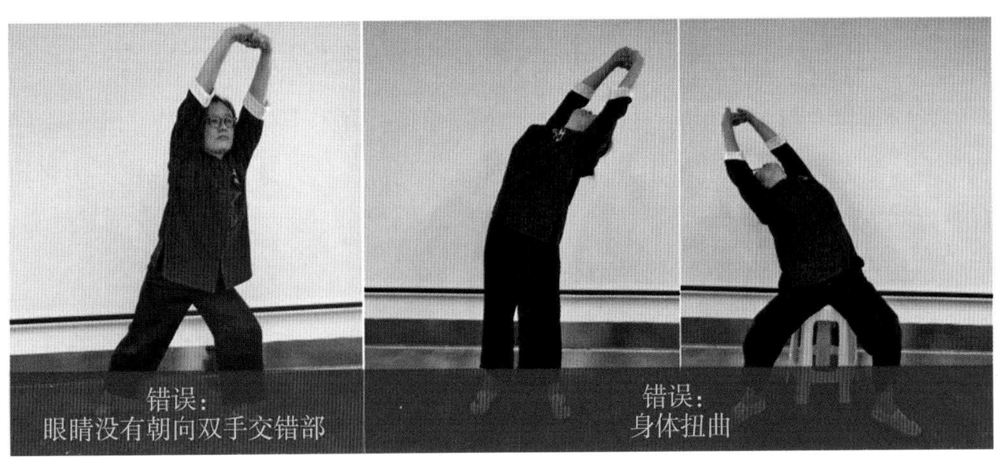

图 8-14　气血操常见错误动作

第四节　气血操比赛评分细则

经过一段时间的发展，气血操也有了属于自己的比赛。本节介绍一下气血操比赛评分细则，让大家进一步了解气血操的操练要点。

这个评分细则首次使用于 2022 年 6 月 16 日首届“符仲华杯气血操比赛”（图 8–15）中，受到了大家好评，也使得大家的操练纠误有据可依。

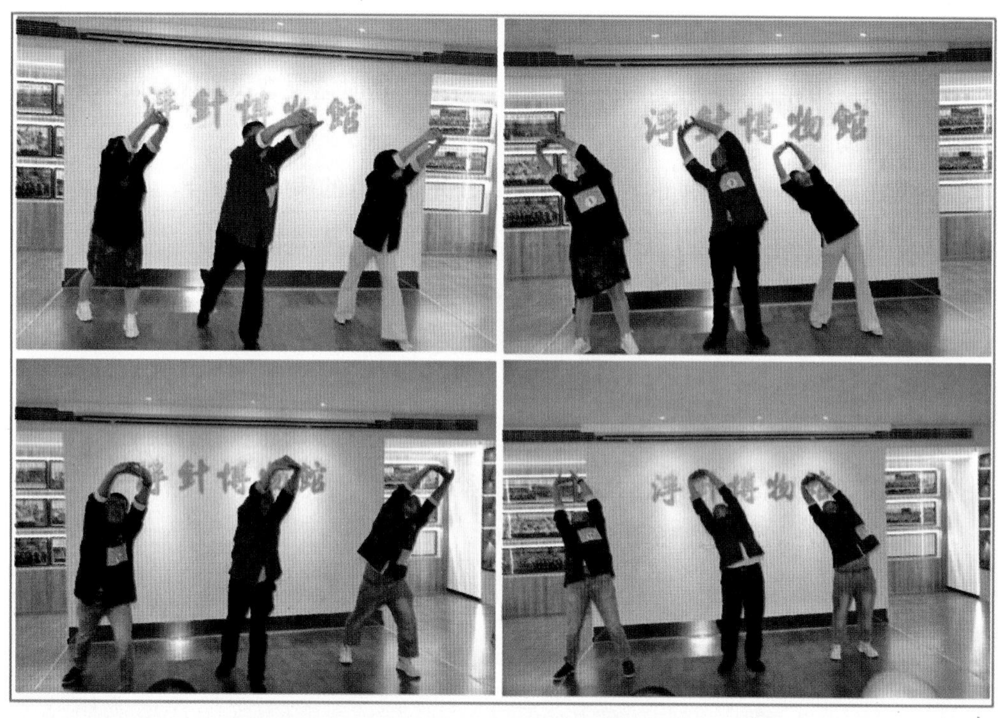

图 8–15　气血操比赛在浮针博物馆进行

这次比赛，很多参赛的浮针人看着气血操简单，并不十分重视，做起来经常轻描淡写，十分可惜。他们的主要问题是动作做不到位，特别是在牵拉幅度、力线和屏息时间方面。

下面分享一下气血操评分细则：

1. 气血操比赛评分为 10 分制（表 8–1）。

2. 打分项包括起势、牵拉方向、牵拉幅度、吸气时间、呼气时间、直线程度、脸红程度、脖子变粗和备注。其中起势、牵拉方向、牵拉幅度、吸气时间满分为 0.5 分，呼气时间、直线程度、脸红程度、脖子变粗满分为 2 分。备注项主要为气血操操作的完整度，如果不完整则直接扣除 5 分。

表 8–1　气血操比赛评分表

符仲华杯气血操比赛评分表							编号：	
起势	牵拉方向	牵拉幅度	吸气时间	呼气时间	直线程度	脸红程度	脖子变粗	备注
0.5	0.5	0.5	0.5	2	2	2	2	
总分：								

3. 评委根据选手的情况，现场打出总分。计分人员计算平均成绩，即为该选手的最终成绩（图 8–16）。

气血操比赛促进了气血操的标准化，也期待未来能实现规模化，让更多的浮针人通过简单的锻炼能实现气血的畅达，保持长久的健康。

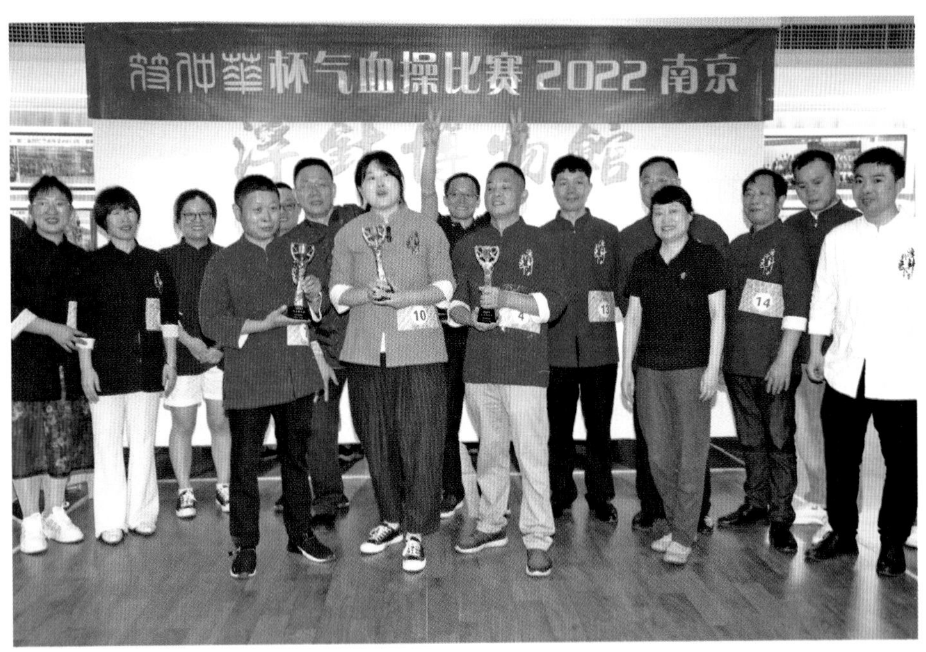

图 8–16　首届符仲华杯气血操比赛冠、亚、季军

第九章

受益于气血操的慢性疼痛性疾病

对于颈肩腰腿痛很多人都以为是骨关节的病症，实际上这类疼痛与肌肉、血循环的关系密切。

第一节　颈椎病

一、颈椎病的发病率

颈椎病是临床常见病痛，我国 7% ～ 10% 的人群患有颈椎病，50 ～ 60 岁人群颈椎病的发病率为 20% ～ 30%，60 ～ 70 岁年龄段的发病率高达 50%。近年来颈椎病的发病呈年轻化趋势，2020 年“我国青少年颈椎病发展现状报告”显示 80% 以上的青少年颈椎正处于亚健康状态。

二、颈椎病的诊断及分类

颈椎病表现为颈、肩、肩胛区域及手臂部的疼痛、僵硬，活动受限等症状，还常出现手臂和手指的麻木现象，有时还会出现头痛、头昏、眼花、颈前异物感、心慌、失眠等症状（图 9–1）。

根据临床表现，并结合影像学检查，颈椎病被分为颈型颈椎病（以颈肩部疼痛僵硬为主）、神经根型颈椎病（以颈肩部及上肢的麻木为主）、椎动脉型颈椎病（以头昏头痛为主）、脊髓型颈椎病（以双下肢沉重、麻木、无力，走路如踩棉花感为主）、交感型颈椎病（以头昏眼花、心动过速的症状为主）等。我们认为，颈椎病的诊断和分型已经达成共识，其分型也概括归纳出了颈椎病的临床特征，但病名过于强调颈椎的病理改变，而忽略了肌肉的问题才是产生颈椎病症状的关键因素。

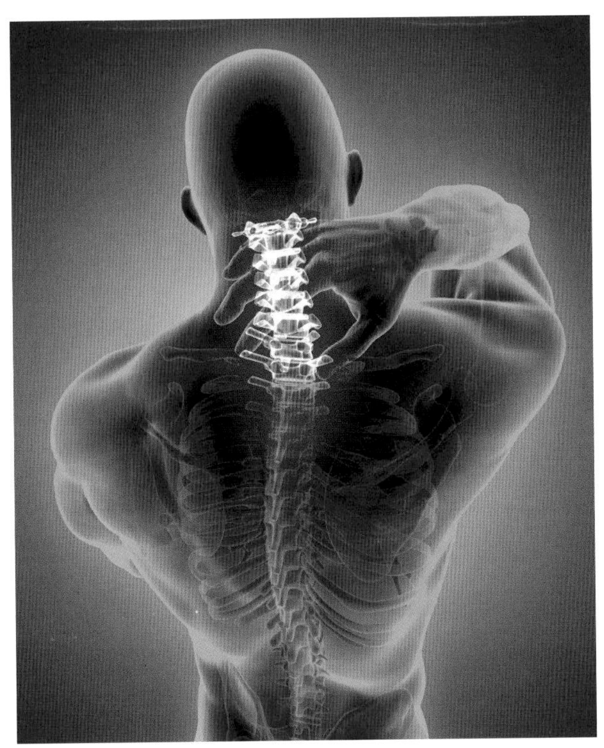

图 9-1　颈椎病常见颈肩痛和头昏手麻

三、浮针医学对颈椎病的认识

过去认为，骨赘、脱出的髓核压迫颈椎神经、脊神经根和脊髓，产生诸如疼痛、麻木、活动受限、肌力下降等临床症状；钩椎关节增生或改变位置，可以导致椎动脉扭曲，引起血流动力学异常，使颅内供血减少，产生头昏、眼花等症状。

随着临床研究的不断深入和交流，我们发现，影像学上的增生和压迫与临床症状并不完全相关，没有任何疼痛的正常人也可以出现椎间盘突出的症状；椎间盘突出和骨质增生的颈肩痛患者，通过治疗后疼痛消失，但其影像学上椎间盘突出和骨质增生的表现并没有改变。这说明相当多的时候，颈椎的退行性病变和我们观察到的颈椎病的症状并无关涉。

我们不认为骨性变化是造成疼痛、酸胀、僵硬、麻木、头昏等症状的原因，理由如下：

1. 神经末梢多分布在危险、重要、容易受到伤害的地方，例如需对外界危险及时做出反应的皮肤等，骨骼或关节面不属于此类。

2. 骨性变化是日积月累的产物，在这个缓慢的变化过程中人体已经适应。如果是因为骨性变化积累到一定程度造成软组织炎症，应该有局部炎性症状，如果骨性变化挤压到神经，应该出现局部麻木或运动障碍的状况，可是临床上几乎见不到局部炎性症状、局部麻木或运动障碍等状况。

3. 增生等骨性变化属于不可逆的，不会短期消失。如果骨性变化和上述症状有因果关系的话，只有手术去除方能消除症状，其他保守治疗则无效 。但实际上这些临床症状可以随着天气变化或劳累休息等因素而加重或减轻，针灸、推拿等保守治疗也常常有不错的效果。

所以我们认为实际上出现这些临床症状的原因并非骨性异常，而是和周围肌肉的患肌化密切相关（图 9–2）。

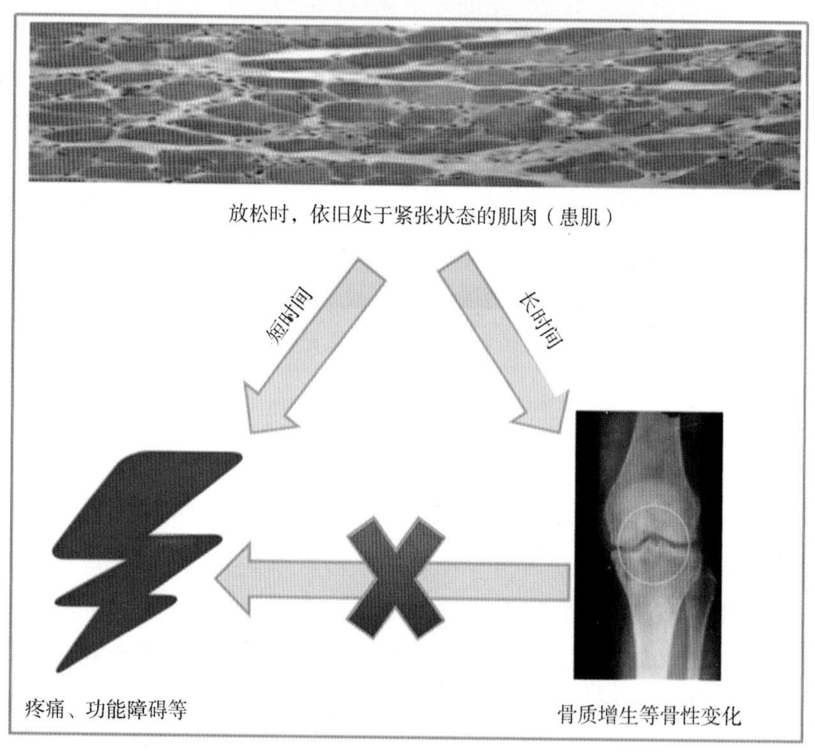

图 9–2　疼痛和骨质增生多由患肌引起，两者无因果关系

浮针临床提出了“患肌”的概念，认为这些异常状态的肌肉产生了这类疾病所见的一系列疼痛、酸胀、麻木、活动受限、头昏等症状。患肌可以直接引起疼痛、功能障碍、肌力下降；患肌压迫到神经可以出现麻电、麻木的感觉；压迫到四肢动脉可以出现肢体变凉；压迫到颈动脉可以导致颅脑供血减少，从而出现头昏、眼昏等症状；影响到自主神经可以出现卡他性鼻炎、胸闷、胸痛等。不仅疼痛、酸胀、麻木、活动受限、头昏等症状和患肌直接相关，颈椎的骨性变化，如增生、狭窄、生理曲度的变化，也和长期患肌化相关。

四、颈椎病的鉴别诊断

颈椎病要和强直性脊柱炎、末梢神经炎、耳石症等临床病症鉴别。

五、颈椎病的影响因素

（一）职业

颈椎病的发生和职业密切相关，并非重体力劳动者容易罹患本病，科研工作者、作家、学生、司机、游戏玩家等其颈肩部及上肢长时间保持一个姿势，局部的血液循环减慢，使劳累的肌肉更加缺血，导致相关肌肉患肌化，从而出现一系列临床症状。

（二）运动不足、肥胖

临床发现颈椎病的发病和运动不足、肥胖呈正相关，运动不足容易出现血液循环变差、肌肉僵硬，甚至局部疼痛。

（三）受凉

不少颈椎病的发生是由受凉引起的，不要误以为只有冬天容易出现颈椎病症状，颈椎病更容易在夏天吹空调和夏季秋季换季时出现症状。

（四）睡眠障碍

睡眠是人体非常重要的自我修复方式，充足而深沉的睡眠有利于肌肉的放松与修复，高质量的睡眠醒来后会神清气爽，浑身充满力量。睡眠时间不足或者深睡眠时间不足，就会影响肌肉修复，肌肉紧张和缺氧无法改善，患肌则日复一日地加重。

（五）更年期

更年期是女性的一个特殊时期，绝经前后雌激素水平明显下降，会导致一系列的临床症状，其中很重要的一项就是肌肉的修复能力下降，非常容易出现疼痛类疾病。

六、颈椎病的主要患肌

肱桡肌、肱二头肌、肱三头肌、竖脊肌、斜方肌、斜角肌、肩胛提肌、胸锁乳突肌、头颈夹肌、冈上肌、菱形肌、小圆肌等。

七、颈椎病的气血操调理

气血操通过牵拉颈肩背部肌肉配合呼吸运动，可以放松颈肩背部患肌，恢复其正常功能，消除疼痛、酸胀、僵硬等症状。肌肉放松后可以缓解穿行其中或深部血管、神经的压迫，消除麻木和头昏等临床症状。

轻、中度颈椎病可以通过单独的气血操调理，每天 3 次。严重者需要浮针治疗，配合气血操的巩固。

八、颈椎病的注意事项

1. 要注意休息，避免长时间保持一个姿势或反复某一个动作，如看手机、看电视、沉迷网络等。

2. 要注意避免受凉。空调等物理因素是常见的病情反复原因之一，炎炎夏日，不少颈椎病的发作与之相关。

3. 纠正长期伏案工作时不正确的姿势，如座椅高度不匹配，电脑在侧前方，用鼠标手的前臂长时间悬空。

第二节　腰椎间盘突出症

人们经常会调侃说：工作可以突出，腰椎间盘不能突出。随着影像学检查的普及，腰椎间盘突出症的诊断越来越普遍。一位中年腰腿痛患者，如果在古时候，经过把脉问诊，可能会被诊断为肾虚或痹证。而现代我们有了 X 线等检查手段，如果这位腰腿痛患者拍了平片，可能会被诊断为骨质增生、关节退行性改变；如果这位腰腿痛患者去拍核磁，大概率会被诊断为腰椎间盘突出症。换句话来说，腰椎间盘突出症是医学科技进步的产物（图 9–3）。

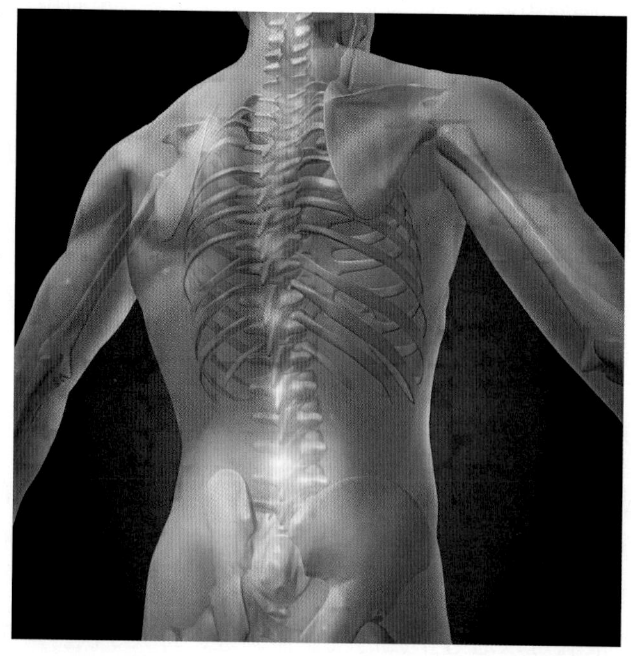

图 9–3　腰椎间盘突出症表现为腰腿疼痛或伴麻木

一、腰椎间盘突出症的影像学表现

从影像学来看，腰椎间盘按照突出的严重程度被分为膨出、突出、脱出、游离这几类。

椎间盘位于上下椎体之间，外周是纤维环，中间是果冻样富有弹性的髓核。纤维环的功能是紧密连接上下椎体，防止髓核溢出；髓核的主要功能是缓冲减震。椎间盘的特点是稳固、灵活、抗压、保护。

影像科通过计算机断层扫描术（CT）、核磁等检查手段可以轻松地明确判定腰椎间盘突出的程度，但是腰椎间盘突出不等于腰椎间盘突出症。很多腰椎间盘突出是没有症状的，当腰椎间盘内容物错位（髓核、纤维环或终板组织）超过正常椎体骨性边缘，压迫和刺激神经根，导致肢体疼痛、无力，对应肌节麻痹或皮节感觉分布异常时才被称为腰椎间盘突出症（2014 年北美脊柱学会年会定义）。

二、腰椎间盘突出症的临床表现

95% 的腰椎间盘突出位于 $L_{4\sim5}$ 和 $L_5\sim S_1$ 水平，神经损害为 L_5 神经根和 S_1 神经根。

（一）症状

1. 腰部、臀部及下肢疼痛，腰痛可先出现，但下肢疼痛和坐骨神经感觉异常更明显，通常放射到膝以下。

2. 下肢麻木无力。

3. 马尾神经综合征（巨大突出或中央型突出），表现为单侧或双侧坐骨神经痛、肌力减退、尿失禁或潴留，特征为鞍区感觉麻木、肛门括约肌张力减退。

4. 腰椎活动受限，姿势异常。

（二）体征

1. 立位检查

腰椎畸形，生理前凸变小、消失，甚至变为后凸，可有不同程度侧凸；腰部压痛点可引发下肢放射痛或麻木感；腰椎活动受限。

2. 仰卧位检查

患侧直腿抬高试验及加强试验阳性（高敏感高，但特异性低）；健侧直腿抬高试验阳性（高敏感低，但特异性高）；下肢受累神经根支配区皮肤感觉减退、肌力下降、肌肉萎缩及反射减退。

3. 俯卧位检查

腰部压痛点；股神经牵拉试验（可引出上位腰椎神经根 $L_{1\sim4}$ 刺激症状）。

三、浮针医学对腰椎间盘突出症的认识

多数学者认为腰椎间盘突出导致腰腿疼痛的原因有：①机械性压迫：即突出压迫神经根。②炎症反应：即髓核刺激。但我们不认同上述观点，理由如下：

1. 神经压迫通常出现麻木，而非疼痛。

2. 坐骨神经、股神经属于混合神经，不仅负责运动、感觉，还有温度觉、位置觉等功能，但临床少见温度觉缺失，并且临床常见疼痛麻木，极少见到肌肉收缩障碍（除非明显肌肉萎缩）。

3. 理论上应该出现整个支配区域的疼痛或麻木，但实际临床上常常是腰臀部甚至大腿后面或侧面疼痛，伴有远端的麻木，而非整个支配区域出现症状，胫骨区域和踝关节以下极少见到疼痛。

4. 有肌肉的地方有疼痛，无肌肉覆盖的地方没有疼痛。

5. 不少腰椎间盘突出术后还会症状，或者过一段时间症状会复发。

6. 行针灸、推拿、牵引等保守治疗后，椎间盘依然突出，但大部分症状会有缓解。

四、腰椎间盘突出症的鉴别诊断

腰椎间盘突出症应与强直性脊柱炎、股骨头坏死、妇科疾患等病痛进行鉴别。

五、腰椎间盘突出症的影响因素

1. 久坐伏案。

2. 天气变化，温度下降或天阴下雨。

3. 搬重物。

4. 不合理锻炼，如长时间保持一个姿势的瑜伽，反复一个动作的长跑。

5. 遗传因素。

六、腰椎间盘突出症的常见患肌

竖脊肌、腰方肌、背阔肌、腹斜肌、髂腰肌、臀中肌、梨状肌、阔筋膜张肌、股四头肌、腘绳肌、腓骨肌等。

七、腰椎间盘突出症的气血操调理

气血操通过牵拉腰背部肌肉配合呼吸运动，可以放松腰背部患肌，恢复其正常功能，消除疼痛、酸胀、僵硬等症状。肌肉放松后可以缓解穿行其中或深部血管、

神经的压迫，消除麻木、怕冷等临床症状。

轻、中度腰椎间盘突出症可以通过单独的气血操调理，每天 3 次。严重者需要浮针治疗，配合气血操的巩固。

八、腰椎间盘突出症的注意事项

1. 要注意休息，避免长时间保持一个姿势或反复某一个动作，如看电视、看手机、沉迷网络等。

2. 要注意避免受凉，特别是夏天，小心空调这个影响因素。

3. 避免不合理锻炼，如长时间散步、长时间瑜伽、小燕飞等锻炼活动。

4. 床垫避免过软或过硬，如果睡觉第二天感觉舒服，请勿突然更换床垫。

第三节　肩痛症

一、肩痛症的临床表现

肩痛症是指出现在肩关节周围的疼痛，多位于颈肩部、肩胛骨周围、肩臂部，甚至会牵扯到肘腕部，肩痛常常伴有全方位的功能受限或部分方向活动受限，有的患者会因为疼痛而影响睡眠，部分患者会出现焦虑和抑郁等心理异常表现（图 9–4）。

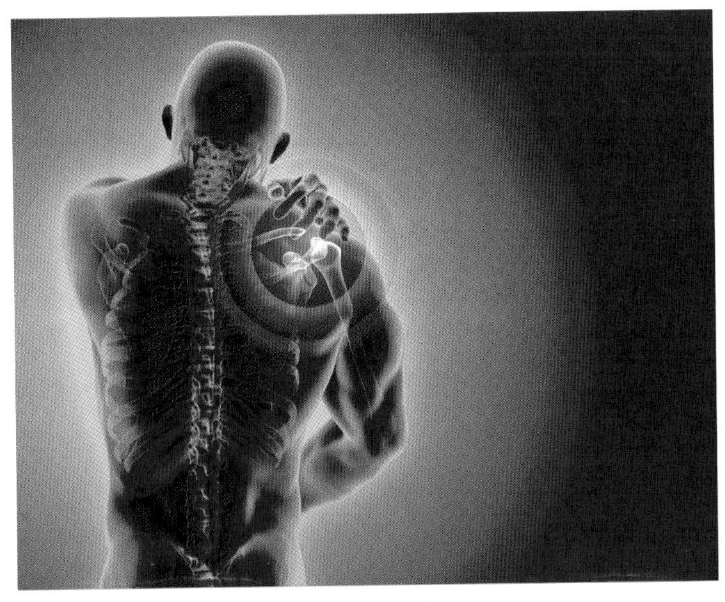

图 9–4　肩痛

》》二、肩关节的解剖

肩关节是人体活动范围最大的关节，具有外展内收、前屈后伸、内旋外旋、水平内收与水平外展、上提下降、前伸后缩等关节活动功能。肩关节也是人体最复杂的关节之一，它不是个单关节，而是个多关节，包括盂肱关节、肩锁关节、胸锁关节和肩胛胸廓关节。

肱骨头和肩胛骨外上侧的关节盂形成盂肱关节。盂肱关节是人体运动范围最大而又最灵活的关节，它可做前屈、后伸、内收、外展、内旋 、外旋以及环转等运动。结构上的特点虽然保证了它的灵活性，但它在牢固性、稳定性方面都较其他关节为差，是全身大关节中结构最不稳固的关节。

肩锁关节即肩峰－锁骨关节，是肩膀上方连接锁骨和肩胛骨的关节。肩峰是肩胛骨的一部分，是肩膀上方能够触摸到的骨性突起。肩锁关节把肩胛骨与躯体的其他骨骼连在一起。

胸锁关节由锁骨的胸骨端关节面和胸骨柄的锁骨切迹组成。其关节面形似鞍状，有三个运动轴，绕矢状轴可做上下运动（如耸肩动作）；绕垂直轴可做前后运动（如含胸、扩胸运动），绕额状轴可做回旋运动（如肩部前后绕环运动）。

肩胛胸廓关节是通过肌肉联系组成的假关节，肩胛骨前面的肩胛下肌和前锯肌、胸小肌直接附着在胸廓，肩胛提肌、斜方肌、菱形肌等肌肉在肩胛骨上方、内侧和后方固定在胸廓或脊柱。

很多肌肉通过这些关节让肩胛骨紧紧地贴附于胸廓，能让肩关节搬动超过自己体重的物体。楚霸王拥有“力拔山兮气盖世”的神武之力，没有稳固的肩胛胸廓关节是不可能实现的。

》》三、肩痛症的鉴别诊断

当出现肩关节疼痛时，首先要辨病，要鉴别是肌肉引起的，还是内脏等问题的原因。肺部肿瘤会出现顽固性肩痛，心脏缺血也会出现肩臂疼痛，有的颈肩部带状疱疹未透出前也会出现剧烈疼痛。如果诊断或合并顽固性颈椎病、肩关节积液、肩袖损伤、糖尿病、甲状腺疾病等情况者，症状会更严重，康复会更缓慢，医患双方都要降低期望值，很多时候只能徐徐收功。

如果是标准的肩周炎，出现全方位的疼痛和功能受限，要确定上升期、平台期和下降期。上升期时病情在正常发展，症状也会加重，如果患者肩周炎处于上升期，一定要提前沟通好，以免出现不必要的误会；平台期疼痛有所减轻，肩关节功能受限明显，可以拉长时间治疗；下降期时疼痛和功能受限都在减轻，治疗可以达到顺水推舟的效果。

经过鉴别诊断，肩痛和肌肉患肌化相关，就要寻找选择相关的患肌。如果疼痛固定在肩峰或喙突，就要寻找附着于此的肌肉，如斜方肌或胸小肌、喙肱肌、肱二头肌。如果出现某一个方向的活动受限，可能影响的肌肉相对会少一些。如果多方向的功能受限，影响的肌肉会多一些，有时是主动肌，有时是拮抗肌，需要根据功能寻找患肌，经过触摸明确患肌。

四、肩痛症的气血操调理

严重的肩痛患者需要在浮针治疗的基础上，辅助气血操康复锻炼。如果是一般的肩痛，可以单独采用气血操促进康复。气血操锻炼时不能出现明显疼痛不适，以免损伤加重病情。倘若肩关节活动受限，无法动作到位，可尽力主动伸展牵拉。

五、肩痛症反复或加重的常见原因

肩痛症在治疗过程中，如果康复缓慢或反复明显，一定要分析原因。常见原因如下：

1. 肩周炎上升期。
2. 工作时存在长时间保持一个姿势或反复一个动作的习惯。
3. 不合理的锻炼，如肩袖损伤吊单杠、拼命甩胳膊、长时间散步等。
4. 吹电扇、空调。
5. 感冒发热。
6. 肩关节积液、肩袖损伤等因素。
7. 血环境不良、炎症、高血糖、甲状腺功能异常。
8. 心肺疾病。

第四节　慢性膝关节炎

膝关节疼痛在临床比较多见（图 9–5），有急性、慢性之分，因病因不同，处理方法和注意事项也不同。

一、膝关节炎的临床表现

急性膝关节炎一般病程较短，多见于发病 2 周之内，常见的原因有急性运动伤、痛风发作、反应性关节炎、关节腔化脓性感染等原因，可见膝关节局部的红肿热痛，治疗需要冷敷制动、消炎止痛等对症处理。

慢性膝关节炎病程较长，常常在病情反复中逐渐加重，可见于慢性骨性关节炎、慢性创伤性关节炎、慢性滑膜炎、慢性风湿性关节炎等，多见于中老年人，且肥胖妇女发病率更高一些。其临床表现为膝关节疼痛，活动弹响，功能受限，关节畸形，膝关节周围肌肉萎缩，影像学检查可见骨质增生、关节间隙狭窄等。

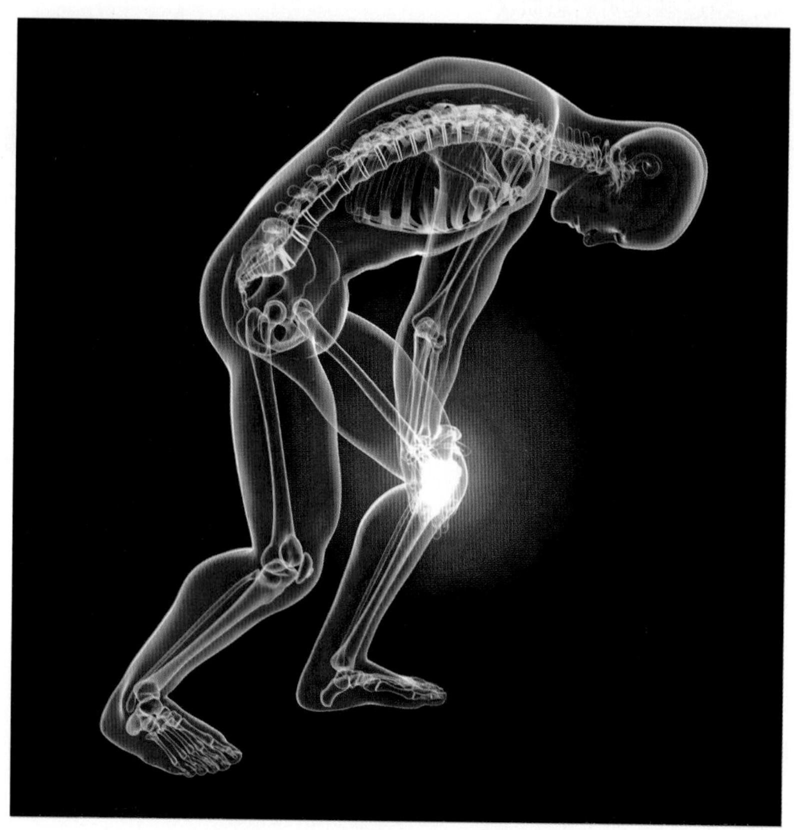

图 9-5　人老腿先老，要把患肌找

二、浮针医学对慢性膝关节炎的认识

相比急性膝关节炎有明确的炎症反应，慢性膝关节炎名字虽然带有“炎”字，但并无明显的炎症反应。有人说慢性膝关节炎与关节退变关系密切，但只有极少数关节活动受限与严重的关节间隙变窄有关系，大部分疼痛等临床表现与骨性变化没有因果关系，理由如下：

1. 膝关节疼痛并非骨刺（骨质增生）刺激，增生是缓慢出现的，人体会逐渐适应这种骨性变化，临床遇到不少患者是膝关节增生而没有疼痛的。

2. 膝关节神经末梢较少，本身极少直接引起疼痛。

3. 膝关节骨质增生等改变始终存在，但疼痛并非每天 24 小时持续存在，有时重一些，有时轻一些，常常在劳累后加重，天气变化时加重。

4. 如果骨质增生等是疼痛的主要矛盾，只有手术去除方能有效，但浮针等保守治疗效果明显，有的局部保暖也能减轻症状。

5. 膝关节退行性变不仅出现疼痛和关节活动受限，还会伴有患侧膝关节力量下降，长期患病还会出现肌肉萎缩。

什么原因导致膝关节疼痛、关节活动障碍、肌力下降甚至肌肉无力萎缩?

答：患肌。

膝关节的疼痛是由于附着于此的肌肉或者远处相关肌肉如腰臀部肌肉患肌化所致，肌肉紧张僵硬患肌化，导致相关区域的供血下降。当这种缺血缺氧状态被周围的神经末梢感知，传递给中枢，就出现了疼痛。当肌肉放松，局部血供恢复后，膝关节疼痛会很快缓解。

肌肉患肌化后主动肌的收缩功能和拮抗肌的离心收缩功能都会受到影响，出现关节活动受限，如屈膝受限。肌肉患肌化会影响局部肌肉的营养供应，长此以往可以导致肌肉萎缩。一部分萎缩也和疼痛制动有关，长期制动可以导致废用性萎缩。

腰腿相关肌肉患肌化也会影响下肢静脉回流和膝关节滑膜滑液的吸收，导致下肢水肿和关节腔积液。下肢相关肌肉患肌化还会影响膝关节周围的动脉供血，局部阳气不通，则出现局部怕冷的现象。

》三、慢性膝关节炎的鉴别诊断

膝关节周围肌腱韧带的断裂、风湿免疫性膝关节痛、部分股骨头坏死也会出现膝关节疼痛，应予鉴别。

》四、浮针医学查找患肌专用检查——推髌试验

如何确定膝关节疼痛和哪些患肌具有相关性？浮针临床有一个专用的检查方法，即浮针发明人创立的推髌试验（图 9–6）。通过推髌试验可以“顺瓜摸藤”，顺着痛点有针对性地寻找患肌。

注意，推髌试验和检查评估膝关节积液的浮髌试验截然不同，不可混为一谈。简单来说，推髌试验就是在膝关节放松的情况下（患者仰卧位，医生双掌抬起患者膝关节，到膝关节屈曲 160°左右的程度），针对髌骨的内、外、上、下 4 个角，向髌骨中央方向缓慢推动髌骨，一般情况下，患者没有不适感。如果在任何一个角度患者出现疼痛和 / 或医生手下有摩擦感，则为阳性。

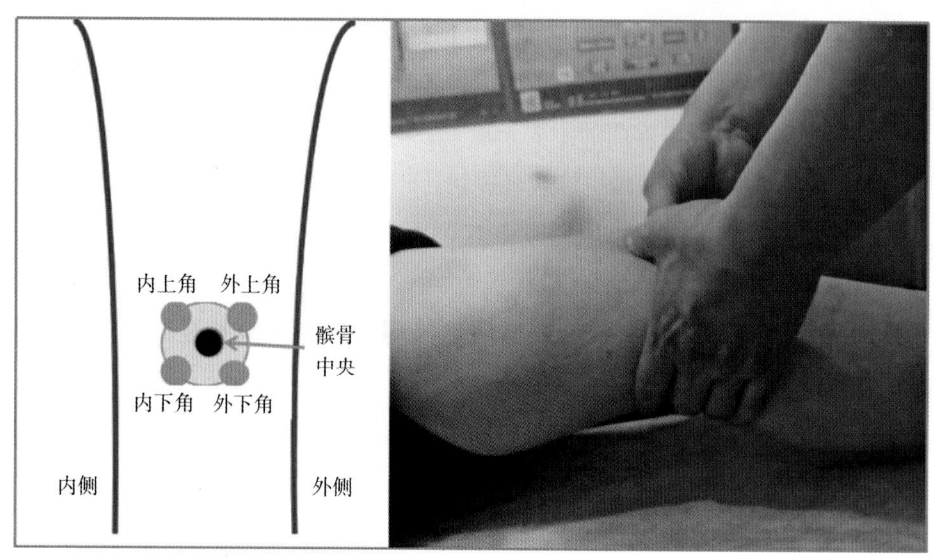

图 9-6　推髌试验

外下角出现推髌试验阳性提示患肌大多在胫骨前肌、腓骨肌、腓肠肌外侧头等；内下角阳性提示患肌寻找方向为比目鱼肌、腓肠肌等；内上角阳性提示患肌寻找方向为股内侧肌、股内收肌群、缝匠肌等；外上角阳性提示患肌寻找方向为股直肌、股外侧肌等。

当然，膝关节疼痛也不要忽略了腹部、腰部及臀部相关肌肉。

》》五、慢性膝关节炎的气血操调理

严重的慢性膝关节炎患者需要在浮针治疗的基础上，辅助气血操康复锻炼。如果是一般的慢性膝关节炎，可以单独采用气血操促进康复。气血操的锻炼可以改善腹部向下肢的血液供应；此外，气血操还能通过牵拉腹部、腰部、臀部肌肉而影响到下肢肌肉，有利于下肢静脉的回流。

》》六、慢性膝关节炎的注意事项

1. 注意休息，外出尽量少走路，尽可能少爬楼梯。
2. 注意膝关节部位保暖，避免空调、电扇直吹。
3. 糖尿病患者控制好血糖，肥胖者注意控制体重。
4. 女性患者勿穿高跟鞋。

第十章

受益于气血操的常见全身慢性疾病

第一节　高血压

体温、脉搏、呼吸、血压是生命的四大体征，是评价生命活动存在与否及其质量的指标。血压的高低直接影响血液循环，长期的高血压更是心脑血管疾病的重要影响因素。

一、高血压的诊断

我们测量记录的血压由两部分组成，即收缩压和舒张压。传统方法测量血压常常使用水银血压计（图 10–1），故血压的测量单位是 mmHg，记录血压的格式为“收缩压数值 / 舒张压数值 mmHg”。一般情况下成人血压不高于 140/90mmHg，大于或等于 140/90mmHg 则为高血压。如果合并心脑血管病、糖尿病、慢性肾病等高危因素，建议收缩压控制在 130mmHg 以下。

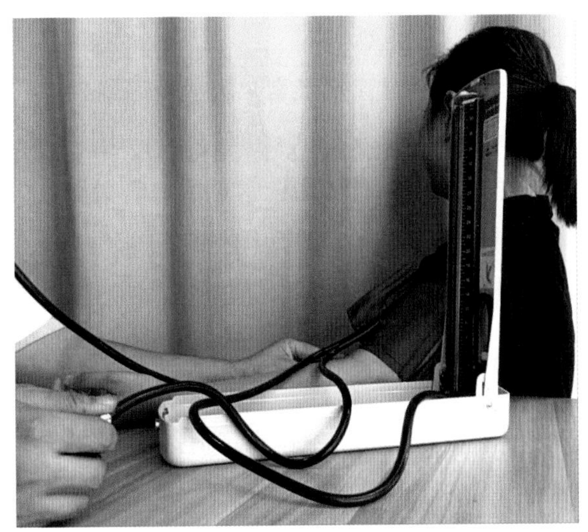

图 10–1　高血压要重视，测量评估须坚持

》》二、高血压的分类

高血压分为原发性高血压和继发性高血压。原发性高血压是指没有明确疾病所致的高血压，又称高血压病；继发性高血压指有明确继发疾病导致的高血压，当把继发疾病消除后，高血压不药而愈。导致继发性高血压常见的疾病如下：肾脏疾患，如急慢性肾小球肾炎、肾动脉狭窄；大动脉病变，如大血管畸形、多发性大动脉炎；内分泌疾病，如嗜铬细胞瘤、原发性醛固酮增多症等。

》》三、高血压的影响因素

高血压的形成主要包括以下因素：

1. 水钠潴留等原因引起血容量的增多，导致对动脉壁的压力增加，血压随之升高，如长期高钠（高盐）饮食。

2. 运动会引起心率增快，导致心脏泵血量增加，出现一时性的血压升高，所以老年人不适合剧烈运动，以免出现血压突然升高。

3. 外周骨骼肌紧张僵硬、血管硬化等原因可使外周阻力增加，也会导致血压升高。

4. 交感神经兴奋，加快心率，促进小动脉收缩，使外周阻力增加，从而导致血压升高，白大衣高血压即属于这种类型。

5. 肾素 – 血管紧张素 – 醛固酮系统激活，可以引起水钠潴留、交感神经兴奋、外周阻力增加等，从而导致血压升高。临床常见的血管紧张素转换酶抑制剂和血管紧张素Ⅱ受体拮抗剂等药物就是针对此机制研制的，取得了不错的疗效。

> 白大衣高血压是指有些患者在医生诊室测量血压时血压升高，但在家中自测血压或24小时动态血压监测（由患者自身携带测压装置，无医务人员在场）时血压正常。这可能是由于患者见到穿白大衣的医生后精神紧张，血液中出现过多的儿茶酚胺使心跳加快，同时也使外周血管收缩，阻力增加，产生所谓的“白大衣效应”，从而导致血压上升。

》》四、高血压的危害

高血压的形成机制较为复杂，其是在遗传、饮食、烟酒、肥胖、情绪紧张等等多种因素的作用下，导致的长期血压增高。2020 年 5 月 18 日，*Hypertension* 杂志在线发表了国际高血压学会在 2019 年 5 月血压测量月开展的全球血压筛查行动结果。此次全球血压筛查行动共覆盖 92 个国家和地区，150.8 万多成年人接受血压筛查。其中，近 1/3（32%）的人以前从未量过血压，约 1/3（34%）的人有高血压。这是让人震惊的数据，高血压患者不仅人群基数庞大，且有年轻化的趋势。高血压没有得到足够的重视，很多人没有明显的症状就不予关注和调治，以至于酿成悲剧性的突发事件。

高血压对人体的危害是悄无声息的，损害在日积月累中叠加：从最初的小动脉痉挛，到小动脉硬化，再发展到大中动脉内膜受损，出现动脉粥样硬化和血栓形成，最终影响的靶器官是心脏、大脑、肾脏，如果任其发展，会导致心衰、脑出血、肾功能不全等不良后果。

针对高血压的隐匿性和破坏性，早期诊断、早期干预就显得尤为重要。但是不要一发现血压高就立即吃降压药，而且不敢中断，因为血压升高涉及多种因素，千万不要因为一时血压升高就以为是高血压病。建议测量几次再下结论，或者每隔 2 个小时检测一次，记录下来，看看 3 天的变化，必要时就医，服用有效的降压药。

五、气血操干预血压的机制

气血操在干预高血压方面为什么有效?

1. 放松肢体紧张的肌肉，减轻外周阻力。

2. 放松紧张的颈部肌肉，缓解对颈动脉的压力，有效改善头面部供血。

六、高血压的气血操调理

气血操舒缓情绪，牵拉全身肌肉，可以作为辅助手段干预高血压，值得推荐。

气血操的锻炼次数为每天 3 次，早、中、晚各 1 次，宜饭后半小时后进行锻炼，每天坚持锻炼，动态监测血压。

如果单纯气血操锻炼无法良好地控制血压，建议在正规服用药物的基础上配合锻炼，或者配合浮针治疗。浮针治疗涉及的患肌有胸大肌、腹直肌、胸锁乳突肌、斜角肌等。

七、高血压的注意事项

1. 低钠低脂饮食。

2. 坚持合理运动。

3. 保持情绪稳定。

4. 坚持正确测量血压。

5. 突发状况及时就医。

第二节 头昏、头晕

头昏、头晕是临床常见病症，特别是中老年人群，该病症不仅影响生活质量和工作效率，严重者还会发生摔伤等意外伤害。

一、头昏与头晕的不同

头昏与头晕常常被人们混为一谈，其实二者很不一样。头昏是比较常见的临床病症，表现为头脑昏涨不清爽、眼花乏力精神差等症状。头晕则会出现头重脚轻，甚至站立不稳；如果出现天旋地转、恶心呕吐则是严重的头晕，又被称为眩晕。头晕和眩晕的病因还不尽相同，临床需要鉴别诊断。

头晕症状比较温和，常年头如裹，主要表现为患者感觉自己本身的不稳，卧床会感觉症状减轻，一般不伴有眼震。头晕大多由于脑部缺血所导致，可见于贫血、血压异常、低血糖、颈椎病等疾患。

眩晕则常为突然发作，来势迅猛，症状明显，多伴有眼震，主要表现为主观感觉周围物体旋转。眩晕的病机比较复杂，中枢性眩晕多由前庭神经核、脑干、小脑以及大脑颞叶病变所致，周围性眩晕常是内耳迷路和前庭部分病变所致。眩晕可见于耳石症、颈椎病、晕动症、梅尼埃病、颅内病变、严重散光等病症，部分眩晕和局部器官供血不足有关。

二、头昏、头晕病症相关的解剖基础

（一）头颈部动脉供血（图 10–2）

颈总动脉左侧起自主动脉弓，右侧起自无名动脉，向上分为颈内动脉和颈外动脉两条粗大的动脉。椎动脉起自锁骨下动脉，穿过横突孔，经枕骨大孔进入颅腔。颈内动脉和椎动脉是颅内两条重要的血供动脉系统。颈内动脉主要供血于大脑前 2/3 和视器等部位。左右椎动脉在脑桥下缘合成基底动脉，称为椎 – 基底动脉系统，主要供血于脑干、小脑和大脑后 1/3 的部位。颈外动脉则支配颈前、面部五官、硬脑膜等器官的血液供应。

（二）颈部动脉和肌肉的关系

颈内动脉、颈外动脉与胸锁乳突肌、斜角肌、二腹肌、肩胛舌骨肌、颈阔肌等关系密切；椎 – 基底动脉与颈长肌、斜角肌、枕下肌群、头半棘肌等关系密切。

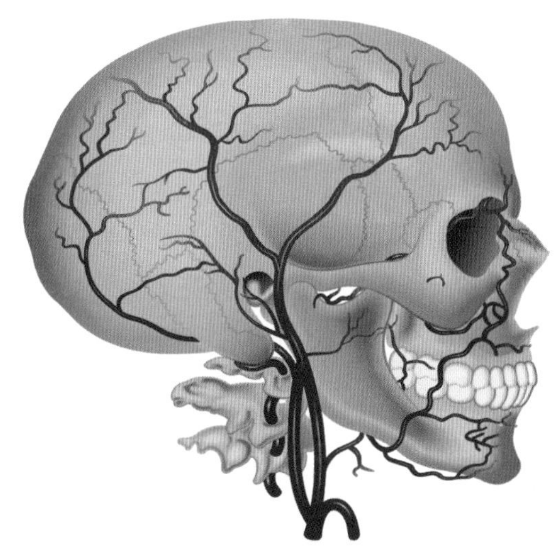

图 10-2　头颈部动脉供血

（三）头昏、头晕的常见供血不足

头昏和部分头晕与动脉供血不足有关。如心脏功能下降导致泵血不足，可以出现头昏、头晕；椎－基底动脉缺血，可导致头昏、头晕；头颈部肌肉紧张会影响颈内动脉、椎－基底动脉供血不足，也会出现头昏眩晕。

三、头昏、头晕的鉴别诊断

顽固性的头昏、头晕需要明确诊断，排除严重贫血、心血管器质性病变、耳石症、严重散光、颅内病变等疾病。

四、头昏、头晕的气血操调理

气血操可以有效放松斜角肌、胸锁乳突肌、胸大肌、前锯肌等胸部及头颈部肌肉，改善因肌肉紧张导致动脉供血不足而出现的头昏、头晕。

部分肌肉导致的头昏、头晕通过气血操无法快速改善者，可以配合浮针治疗。

五、头昏、头晕的注意事项

1. 要积极地明确诊断，因为虽然本病症大部分病因是功能性、缺血性的问题，但也有一些由心脑器质性病变引起的。

2. 若突发明显的头晕，要及时采取坐位或卧位，以免摔倒损伤。

3. 症状缓解时要合理锻炼，如散步、慢跑。

4. 避免长时间保持一个姿势，如打麻将、伏案工作等。

5. 保持情绪稳定。

第三节 失眠

日出而作，日落而息。睡眠是人类休养生息的重要方式，可以促进人体深度修整，有利于新陈代谢的顺利进行。每天晚上能美美地睡上一大觉，是多么享受的事啊！但有的人不小心把睡眠搞丢了，漫漫长夜，辗转反侧，数羊无数，难见周公，实在是煎熬（图 10-3）。

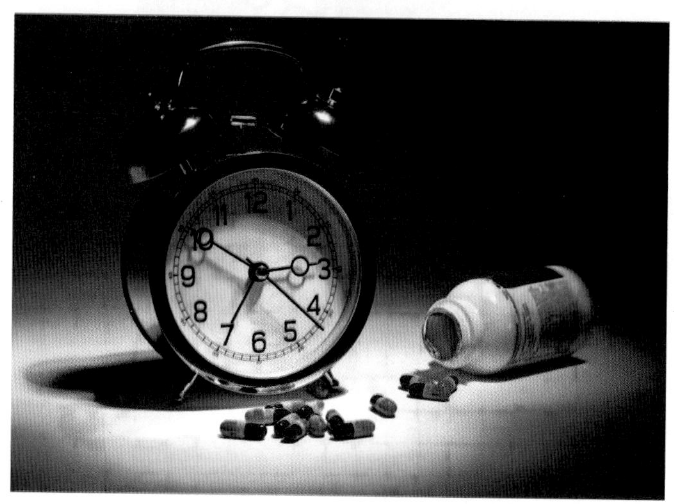

图 10-3 漫漫长夜难度

一、失眠的诊断

失眠指睡眠时间或睡眠质量的异常，常常表现为睡眠时间不足、入睡困难、易醒、多梦等。睡眠的异常会导致白天头脑昏沉、疲劳乏力、精神萎靡、注意力不集中、工作效率低下，长此以往还会出现情绪的异常，如长期失眠的患者常伴有焦虑、抑郁等。

失眠被认为是人们的一种主观体验，和客观情况可能会有出入，比如有人主诉彻夜不眠，但枕边人反馈听到对方在打呼噜。随着科技的进步，现在可以通过多导睡眠图来客观反映睡眠的情况。多导睡眠图是一个综合性的指标记录仪，包括眼动电图、脑电图、肌电图、心电图、口鼻气流、胸腹运动、氧饱和度等内容，可以监测睡眠时间、睡眠质量，还可以监测、评估睡眠呼吸暂停综合征。近几年来智能手表、智能手环发展迅猛，也可以对睡眠进行客观的监测与评估。客观监测对科研非常必要，但是失眠的诊断还是离不开患者主观上的睡眠时间和质量异常，特别是对白天正常工作生活和情绪有影响时。

二、失眠的常见人群

失眠容易青睐哪些人群？主要是：①老年人。②女性。③财务工作者。④痛症患者。⑤焦虑、抑郁等精神心理疾病者。这些人群有“三少一多”的特点：笑脸少，活动少，肌肉少，患肌较多。

三、失眠与患肌

理论上说，身上只要有患肌，就能不同程度地影响睡眠。哪些部位的患肌最容易造成失眠呢？头部、颈部、上背部，还有上腹部。

（一）胃不和则卧不安

《素问·逆调论》曰“胃不和则卧不安”。在这里所说的“胃”不是我们解剖学的贲门之下、幽门之上的胃，也不仅仅是具有受纳、腐熟、通降功能的六腑之胃。根据我们的临床经验推测，可能《黄帝内经》有时用胃代表整个消化系统，甚至整个腹部。

胃不和指胃的不调和。“饮食自倍，肠胃乃伤”是胃不和；脾主升清，胃主降浊，升降失常是胃不和；久郁大怒，情志失常，肝木乘脾土可见胃不和……我们认为，这些都和腹部的患肌脱不了干系。

胃不和的临床表现：①症状：包括腹胀腹痛、厌食呕逆、烧心泛酸、腹泻便秘等，当然还有失眠。②体征：腹部胀满，按压紧硬。③患肌：腹直肌、腹斜肌、膈肌等出现患肌化。

“胃不和”是“卧不安”的重要原因之一，浮针治疗失眠入睡困难的效果要优于易醒多梦者。临床运用浮针把患肌消除，症状和体征都会迅速改善。通过腹部触诊和患肌的评估，当腹部患肌消除，胃肠症状和失眠也能较快缓解，从这方面来看，似乎用“腹不和则卧不安”去理解“胃不和则卧不安”会更直观、更合理一些。

（二）头颈部患肌导致慢性脑缺血

有人分析慢性脑缺血无法抑制神经兴奋性可以导致失眠，还有人用科研的方式发现竟然是和下丘脑分泌的促食欲素有关。促食欲素可以维持觉醒状态，慢性脑缺血引起促食欲素水平上升，导致生物个体维持高水平觉醒状态。胸锁乳突肌、斜角肌、头颈夹肌、枕下肌群等肌肉可能有两种途径影响到

> 促食欲素（orexin），也叫下丘脑泌素（hypocretin），是下丘脑分泌的一类激素，有促食欲素 –A 和促食欲素 –B 两种（或叫下丘脑泌素 –1 和下丘脑泌素 –2）。
>
> 促食欲素的含量与人类的饥饿感及睡眠有着直接的关系。当促食欲素含量低下，人就会觉得昏昏欲睡和不想运动。而当促食欲素含量高的时候，情况则会截然相反，人会变得清醒且活跃。

睡眠：

1. 当头颈部肌肉长期紧张僵硬，可能导致慢性脑缺血，进而引起失眠。

2. 头颈部患肌距离下丘脑近，是否可能通过下丘脑影响到促食欲素，导致“卧不安”？这个疑问需要科研去证实。

四、失眠的气血操调理

轻度的失眠患者可以通过气血操调理达到不错的效果。如果是比较严重的失眠，需要在浮针治疗或者专科看诊的基础上，进行每天 10 次左右的气血操锻炼，以纠正腹部、背部、颈部患肌的缺血状态，改善腹部脏器和脑部供血，找回日出而作、日落而息的规律休眠状态。

五、失眠的注意事项

1. 坚持运动，推荐慢跑。
2. 定时上床，养成习惯。
3. 舒缓焦虑，平心静气。

第四节　抑郁

一、抑郁症的诊断

正如在现实生活中，很多人都有过迷路的经历，迷路的人会有无能为力的孤独感，总想努力寻找正确的方向和出路。同样，人们心理也会迷路，出现心境低落（郁闷，甚至有轻生的念头）、思路迟缓（反应迟钝，甚至有交流障碍）、意志活动减退（无欲无求，甚至出现抑郁性木僵）、认知功能损害（注意力不集中、记忆力下降，甚至社会功能障碍）、躯体症状（食欲减退、睡眠障碍、心慌胸闷、阵汗乏力等），专科看诊会被诊断为抑郁症。

二、抑郁症的现状

抑郁症被称为“心灵感冒”（图 10–4），从易感性和普遍性来看，抑郁症同感冒一样，从青少年到中老年都会罹患。据世界卫生组织（WHO）统计，全世界有超过 3.5 亿人受到抑郁症的困扰，已成为世界第四大疾病，WHO 预测 2030 年抑郁症将成为全球疾病负担第一位的疾病。抑郁症虽被称为“心灵感冒”，但其自愈性远不如感冒，常常需要药物治疗和心理疏导，且复发现象多见。

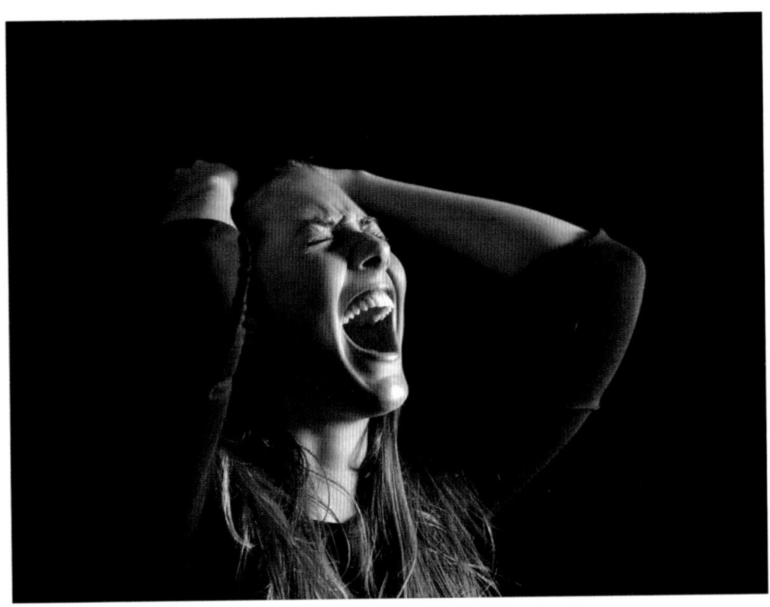

图 10-4　抑郁症，心灵感冒

完美主义者，青春期学习压力大或有情感问题的学生，产后、哺乳期、更年期妇女，长期顽固性疼痛患者等，这些人群更容易出现抑郁症。

三、抑郁症的常见错误认识

抑郁症的诊断主要依靠症状和量表（表 10-1），需要及时到专科医生看诊。大家对抑郁症会有一些错误的认识：

1. 抑郁症是性格内向的人容易罹患。

2. 抑郁症的表现是以泪洗面、郁郁寡欢。

3. 抑郁症是女性的专利，男性比较刚强，不容易罹患本病。

4. 拼命工作可以让人无暇抑郁。

5. 抑郁症需要终身用药。

6. 抑郁症需要找大脑的问题。

实际上抑郁症不是内向性格的专利，不少患者性格外向；抑郁症的表现也并非都是终日以泪洗面、悲悲切切，有的患者会微笑地告诉我们他是抑郁症患者，非常严重的那种；当然抑郁症也不是女性的专利，男性患者亦不少；拼命工作可能会填补空虚，但无法调整抑郁状态；随着综合治疗，抑郁症是可以康复的，并非需要终身服药；抑郁症也并非纯粹的大脑的问题，大部分会伴有躯体症状，并且躯体症状会加重抑郁症的病情。

表 10-1 抑郁自评量表（SDS）

抑郁症自评量表				
最近一周以来，您是否感觉到以下情况	没有	有时	经常	总是
1. 我觉得闷闷不乐，情绪低沉	1	2	3	4
2. 我觉得一天中早晨最好	4	3	2	1
3. 我一阵阵哭出来或觉得想哭	1	2	3	4
4. 我晚上睡眠不好	1	2	3	4
5. 我吃的和平时一样多	4	3	2	1
6. 我与异性亲密接触时和以往一样愉快	4	3	2	1
7. 我发觉我的体重在下降	1	2	3	4
8. 我有便秘的苦恼	1	2	3	4
9. 我心跳比平时快	1	2	3	4
10. 我无缘无故地感觉到疲乏	1	2	3	4
11. 我的头脑和平时一样清楚	4	3	2	1
12. 我觉得经常做的事情并没有困难	4	3	2	1
13. 我觉得不安且平静不下来	1	2	3	4
14. 我对将来抱有希望	4	3	2	1
15. 我比平时容易生气激动	1	2	3	4
16. 我觉得做出决定是容易的	4	3	2	1
17. 我觉得自己是有用的人，有人需要我	4	3	2	1
18. 我的生活过得很有意思	4	3	2	1
19. 我认为如果我死了，别人会生活得更好	1	2	3	4
20. 平时感兴趣的事我仍然感兴趣	4	3	2	1

备注：
1. 总分乘以 1.25 为最后得分，50 分以下为正常，50 ～ 59 分提示轻度抑郁，60 ～ 69 提示中度抑郁，70 分以上提示重度抑郁。
2. 本表为自评提示，不能作为诊断依据，如自测分较高并不一定患上抑郁症，有必要前往专科医生处咨询看诊。

》》四、抑郁症是患肌相关的身心疾病

我们认为，实际上抑郁症的心理异常表现和躯体症状互相影响，心理的异常通过一系列躯体症状表现出来，这些躯体症状则是肌肉功能障碍表现出来的症状。心境低落、思路迟缓、意志活动减退、认知功能损害与肌肉关系密切，躯体症状（食欲减退、睡眠障碍、心慌胸闷、阵汗乏力等）则直接和肌肉相关。

五、抑郁症的常见患肌（肝气郁结）

传统中医学把大部分抑郁症辨证为肝气郁结等。肝主疏泄，其疏泄功能主要体现在以下几点：①调畅气机。②调节脾胃功能。③舒畅情志。长期的情绪异常，如怒、悲、思等太过，导致肝脏无法正常调节，出现气机失调、脏腑不和等一系列症状，中医学称之为肝气郁结。

肝气郁结主要表现：胸胁胀满，腹胀嗳气，头昏目眩，咽似物阻，失眠善太息，少腹疼痛，月经不调等。

从现代医学角度来看，肝气郁结常常与下列这些病痛相关联：①肠、胃、肝、胆等消化系统疾患。②颈椎病。③乳腺小叶增生。④慢性咽炎。⑤月经不调。⑥失眠抑郁等。

肝气郁结的常见患肌：胸大肌、前锯肌、肋间肌、膈肌、腹直肌、腹斜肌、竖脊肌等。

为什么情绪不佳的人会出现上面的病痛呢？我们认为，情绪不佳的人不常活动，容易长时间处于一个姿势，使得某些肌肉处于过用的状态，从而导致上述所描述的一系列的功能性病痛。

正因为情绪不佳的人肌肉长期处于紧张状态，所以需要用长吁短叹、深呼吸、哭泣来缓解。

六、抑郁症的气血操调理

在调理方面，轻、中度的抑郁症可以通过浮针治疗及气血操调理，气血操可以每天 3 ～ 5 次。重度抑郁症需要结合专科药物进行专科治疗。

七、抑郁症的注意事项

1. 要适当锻炼、合理运动，尽可能避免独处一室。
2. 气血操锻炼结合心理疏导，更有益于康复。
3. 严重的抑郁症患者，一定要观察身心变化，以免出现轻生事件。

第十一章
受益于气血操的慢性心肺疾病

慢性心肺疾病对人体健康影响很大，但这些疾病都有蛛丝马迹，都需要防微杜渐，如果能早期预防，就会事半功倍。

第一节　慢性阻塞性肺疾病

一、慢性阻塞性肺疾病的定义

慢性阻塞性肺疾病简称慢阻肺，是一组以气流受限为特征的肺部疾病，气流受限不完全可逆，呈进行性发展，主要累及肺部（图 11-1）。慢阻肺包括慢性支气管炎和肺气肿，如果任其发展，可以进展为肺心病和呼吸功能衰竭。

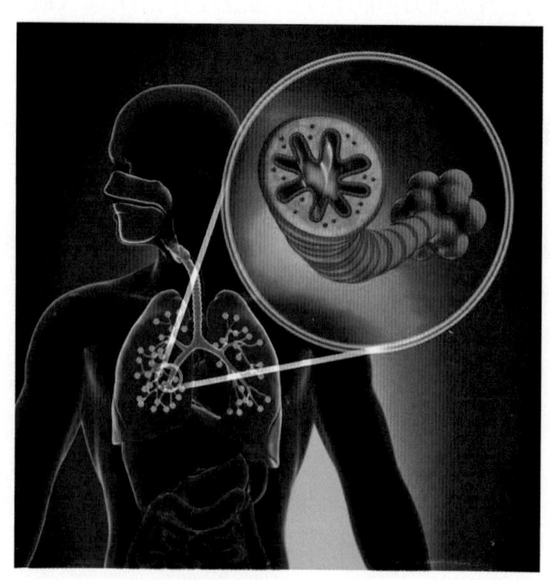

图 11-1　慢阻肺

二、慢性阻塞性肺疾病的现代医学认识

（一）慢性阻塞性肺疾病的病因

吸烟、职业粉尘、大气污染、呼吸道感染等的长期刺激和影响，会逐渐出现慢性阻塞性肺疾病。

（二）慢性阻塞性肺疾病的典型症状

其典型症状可归纳为咳、痰、短、难、喘。

1. “咳”，指长期慢性咳嗽。

2. “痰”，大多是白色泡沫样痰，如有明显的细菌感染也会出现黄痰。

3. “短”，是指气短。一呼一吸谓之息，气短指一息的时间短，患者常常描述呼吸的气没有根，吸气只能到胸部甚至上胸部，无法到达腹部。浅快的呼吸，提示肺通气、肺换气的效率下降。

4. “难”，指呼吸困难。慢阻肺常常是呼气性呼吸困难，主要原因是末端支气管管壁塌陷、失去弹性和肺大泡形成。

5. “喘”是指呼吸气促、供不应求，活动加重，气喘大多伴有胸闷，这是肺通气肺换气功能下降的临床表现。

（三）慢性阻塞性肺疾病的体征

1. 视诊

桶状胸，呼吸浅快。

2. 触诊

双侧语颤音减弱。

3. 叩诊

肺部叩诊呈过清音。

4. 听诊

呼吸音减弱，呼气相延长，有时会出现啰音。

（四）慢性阻塞性肺疾病的辅助检查

1. 肺功能检查

第一秒用力呼气量（FEV_1），以及第一秒用力呼气量占用力肺活量的百分比（$FEV_1\%$）是诊断慢阻肺常用的肺功能检查内容，可以有效评估气流受限的严重程度。如果 $FEV_1\%$低于 65%，则提示有一定程度的呼吸道阻塞。

2. 胸片

胸片可显示为肺纹理增粗、紊乱，甚至可见肺气肿影像。

（五）慢性阻塞性肺疾病的鉴别诊断

支气管哮喘也以咳喘、胸闷、呼吸困难为主要症状，但伴有明显的哮鸣音，肺功能测试功能下降，吸入支气管舒张药后肺功能明显改善。

自发性气胸，一般瘦高体型多见，剧烈咳嗽后出现胸闷、呼吸困难，听诊患侧呼吸音消失，胸片可见肺纹理消失、肺组织受压。

肺动脉血栓也会出现急性的咳嗽、胸闷、气喘、呼吸困难，但有下肢深静脉血栓病史，大多因为长时间制动或卧床，突然活动时静脉血栓脱落导致。

三、慢性阻塞性肺疾病发病的原因

我们认为，慢阻肺出现咳、痰、短、难、喘等临床症状，主要原因有二：其一是远端支气管破坏塌陷和肺大泡形成，这属于解剖学异常，所以本病的气流受限是不完全可逆的；其二长期咳嗽导致呼吸肌患肌化，加重胸闷、气短、呼吸困难等症状，呼吸肌的功能障碍也直接影响肺通气与肺换气，当把相关呼吸肌功能恢复正常后，气流受限也会得到部分缓解。

四、慢性阻塞性肺疾病的常见患肌

膈肌、胸大肌、胸小肌、肋间肌、前锯肌、斜角肌、竖脊肌等。

五、慢性阻塞性肺疾病的气血操调理

我们强烈推荐慢阻肺患者练习气血操。气血操的牵拉动作可以帮助相关患肌的功能恢复，提高机体的呼吸功能；气血操的呼吸锻炼还能锻炼呼吸肌的功能。二者配合，相得益彰，能较快地恢复呼吸功能。

气血操可以每天做 3 次，尽量做到完整、到位。

六、慢性阻塞性肺疾病的注意事项

1. 首先，要注意鉴别诊断，明确诊断。

2. 其次，要避免诱发因素，如吸烟、职业粉尘、呼吸道感染等。

3. 再次，要避免受凉、劳累等因素，以免加重呼吸肌的功能障碍。

第二节　早期心功能不全

一、心功能不全的定义

心功能不全又称心衰，是由于心脏功能异常，造成血液淤滞在体循环或肺循环，不能满足身体各组织器官对于供血的需求而引起的一系列临床症状。

二、心功能不全的分类

心功能不全分为左心功能不全和右心功能不全。

（一）左心功能不全

临床表现为肺循环淤血以及相关器官供血不足的综合征。

1. 呼吸困难，最早出现劳力性呼吸困难，逐渐发展为夜间阵发性呼吸困难，甚至端坐呼吸。

2. 咳嗽，常常是阵发性咳嗽，咳吐白色泡沫样痰，甚至会出现咳粉红色泡沫样痰。

3. 同时伴有心脑肾血液灌注不足的表现，如心慌胸闷、头昏乏力、尿量减少等症状。

（二）右心功能不全

临床表现为体循环淤血的综合征。

1. 下肢水肿。

2. 腹部脏器瘀血，如肝淤血（肝大、触痛、肝颈静脉回流征阳性等体征）、胃肠淤血（食欲下降、恶心呕吐等症状）。

3. 胸水、腹水。

4. 常常伴随有全身乏力的症状。

三、心功能不全发病的原因

心功能不全的主要问题是心脏的泵血能力下降，血液循环功能障碍。这就像高速公路出站，正常情况下车辆出站迅速，高速口的车况运行良好；当高速减少出站口，增加人工检测等程序时，就会导致前面出站的车辆减少，高速口出现堵车的现象。

左心功能不全时，左心室泵血能力下降，导致动脉供血不足，动脉血压下降，组织、脏器出现缺血现象。心脏泵血能力下降，就会出现血液淤积在左心房、肺静脉、肺脏、肺动脉，甚至导致继发性的肺动脉高压。心肌收缩无力、肺心病、肺动脉高压等各种原因可以导致右心功能不全，出现体循环淤血，上下腔静脉、各脏器静脉以及下肢静脉压力增加，出现水肿及脏器功能下降。

》》四、心脏功能的简单自测

由于心脏功能受损会对人体的运动能力有不同程度的影响，所以通过检测自己的运动能力，就可以大概判断自己心脏的功能状况。根据患者运动能力的强弱，美国纽约心脏病学会（NYHA）于1964年提出了一项4级分级方案（NYHA分级），这一方案至今仍在临床上广泛应用。

Ⅰ级：患者患有心脏病，但运动量不受限制，平时一般活动不引起疲乏、心悸、呼吸困难或心绞痛。

Ⅱ级：心脏病患者的体力活动受到轻度的限制，休息时无自觉症状，但一般体力活动下可出现疲乏、心悸、呼吸困难或心绞痛。

Ⅲ级：心脏病患者体力活动明显受限，小于平时一般活动即引起乏力、心慌、呼吸困难或心绞痛。

Ⅳ级：心脏病患者不能从事任何体力活动，休息状态下出现呼吸困难、乏力、心慌，体力活动后加重。

》》五、心功能不全的常见患肌

血液循环的正常运行不仅与心肌、血管平滑肌有关，还与骨骼肌有关：胸廓周围的呼吸肌、膈肌收缩，有利于心脏泵血和回流；胸锁乳突肌、斜角肌可以影响头颈部的供血；腹直肌、腹斜肌、股内收肌群会影响下肢的供血；下肢的腓肠肌等肌肉收缩有利于静脉回流。

》》六、早期心功能不全的气血操调理

早期轻度的心功能不全通过每天3次的气血操锻炼调理，可以恢复相关肌肉的功能，提高心肺功能，促进血液灌注和回流。严重的心功能不全需要在心脏专科治疗的基础上进行气血操锻炼。

》》七、心功能不全的注意事项

1. 注意保暖，避免劳累。

2. 控制高血压、糖尿病等基础疾病，消除肺部感染。

3. 根据年龄、体质和心功能情况，调整合适的气血操强度。

4. 锻炼气血操时不可强求，感到劳累即随时停止，避免加重心功能不全。

第三节　变异性哮喘

一、变异性哮喘的定义

变异性哮喘是常见的慢性咳嗽的原因之一（图 11–2），这是一种特殊类型的哮喘，以刺激性咳嗽为主要症状，无明显的胸闷气喘。引起变异性哮喘咳嗽的主要原因是气道的高反应性。

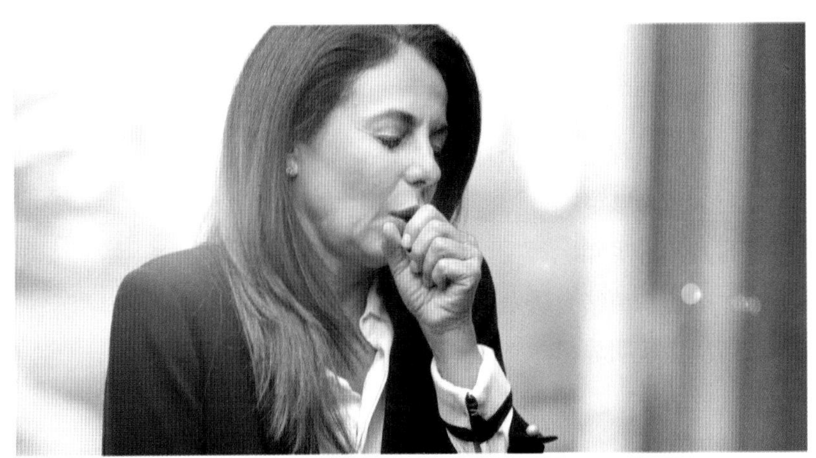

图 11–2　“医生，我咳嗽！”“您是哮喘，变异性！”

二、变异性哮喘的病理基础——气道高反应性

人类生活在不同的环境中，有的生活在空气清新、温暖湿润的海南，有的生活在雾霾严重的城市，有的家中喜欢绿植，有的只爱小动物……我们生活的外部环境直接呼与吸道相通，当灰尘等大颗粒物质进入呼吸道，会被气管分泌物吸附并通过咳嗽排出体外，这是人体正常的防御活动。当呼吸道出现高反应性时，对于外界的刺激因子会表现出过早或过强的气道收缩，出现明显的刺激性咳嗽。常见的刺激因子有香烟雾霾、温度过低、运动过劳、猫犬毛屑、部分药物等。这些刺激因子对于常人来说一般不会导致发病，但对于气道高反应性的人群来说，则会容易引起咳喘憋闷。

如何判断是否存在气道的高反应性？呼吸科有两个常用的检查手段：支气管激

发试验和支气管舒张试验。

1. 支气管激发试验

吸入药物（组胺或乙酰胆碱等药物）后，测量第一秒用力呼气容积，如果第一秒用力呼气容积相对于基础值下降超过 20%，可以判断结果为阳性，提示存在气道高反应性。

2. 支气管舒张试验

吸入支气管扩张剂（沙丁胺醇等药物）20 分钟后，第一秒用力呼气容积增加至少达到 15% 以上，且绝对值增加超过 200mL，为支气管舒张试验阳性，提示支气管痉挛是可逆的。

以上试验需要在专科进行，特别是支气管激发试验，是停用支气管舒张剂 12 ～ 24 小时后再用药物诱发支气管痉挛，这个检查试验存在一定风险，需要有急救准备和专科医务人员。

》》 三、变异性哮喘的诊断要点

1. 长期慢性咳嗽病程超过一个月。
2. 咳嗽性质多为干咳。
3. 多见于儿童和青少年。
4. 冷空气、运动、情绪会诱发加重。
5. 晚上或清晨症状明显。
6. 抗生素无效。
7. 支气管激发试验可以辅助诊断，支气管舒张试验可以治疗性诊断。
8. 部分人有过敏史或家族史。

》》 四、变异性哮喘的鉴别诊断

支气管炎、支气管肺炎、肺结核、肺部肿瘤等呼吸系统疾病，可以通过胸片、CT 等影像学检查予以鉴别；还有一些常见的慢性咳嗽，如胃食管反流、鼻后滴漏综合征，需要消化科、耳鼻喉科等专科看诊，以明确诊断。

》》 五、变异性哮喘的常见患肌

变异性哮喘是支气管平滑肌痉挛所致，和呼吸肌的紧张也关系密切。其相关患肌有胸大肌、肋间肌、膈肌、斜角肌、胸锁乳突肌、竖脊肌等。特别是受凉后、运动后、情绪变化加重者，要首先考虑骨骼肌和平滑肌紧张痉挛的问题。

六、变异性哮喘的气血操调理

变异性哮喘通过消除上述患肌，能很快缓解咳嗽症状。轻度的变异性哮喘可以通过气血操调理；中度及部分重度患者，需要在浮针治疗的基础上配合气血操调理；部分严重患者需要专科看诊。

七、变异性哮喘的注意事项

1. 变异性哮喘虽然没有明显的哮喘症状，但仍属于轻度哮喘，如果任其发展会成为典型的哮喘，所以要加以重视。

2. 注意避免刺激因子，要努力戒烟、佩戴口罩避免刺激性烟雾、注意保暖、避免过劳。

3. 有过敏史、家族史者，要明确过敏原，尽可能消除过敏原。

第十二章

受益于气血操的慢性胃肠病痛

现代慢性胃肠道病痛发病率很高，我们的气血操可以通过舒缓相关骨骼肌和平滑肌，改善局部供血，从而缓解部分病痛。

第一节 消化不良

一、消化不良的定义

消化不良是常见的消化科病症，是胃动力不足引发的一系列临床症状（图 12–1）。

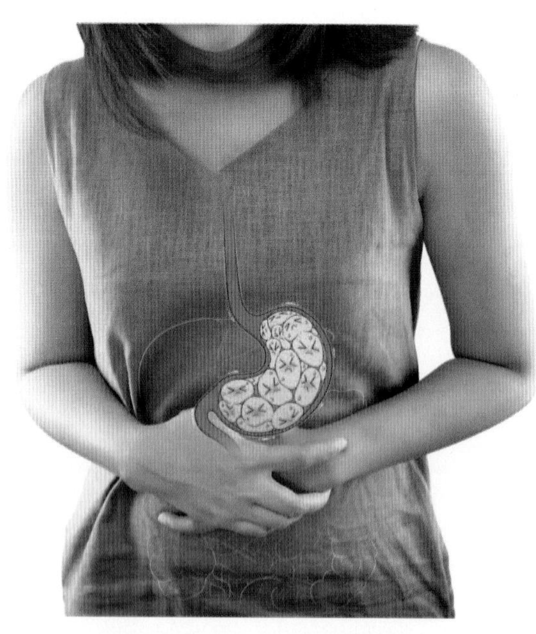

图 12–1 消化不良，腹部胀痛

二、消化不良的分类

消化不良分为功能性消化不良和器质性消化不良。

1. 功能性消化不良

功能性消化不良是指在排除器质性病变的前提下，出现消化不良的症状，一部分和长期的不良情绪相关，一部分和酒精、药物对胃黏膜的刺激有关，大部分和胃炎密切相关。

2. 器质性消化不良

经检查有明确的器质性病变，如肝、胆、胰腺病变，消化性溃疡，消化系统肿瘤，糖尿病等基础病。部分功能性消化不良经过量变到质变的过程，也会发展为器质性消化不良。

三、消化不良的主要临床表现

1. 上腹痛

上腹痛为常见症状，部分患者以上腹痛为主要症状，伴或不伴有其他上腹部症状。上腹痛多无规律性，部分患者上腹痛与进食有关，表现为饥饿痛，进食后缓解，或表现为餐后 0.5 ～ 3.0 小时之间腹痛持续存在。

2. 早饱、腹胀、嗳气

早饱、腹胀、嗳气亦为常见症状，可单独或组合出现，伴或不伴有腹痛。早饱是指有饥饿感，但进食后不久即有饱感，致摄入食物明显减少。上腹胀多发生于餐后，或呈持续性进餐后加重。早饱满和上腹胀常驻伴有嗳气。

3. 精神症状

不少患者同时伴有失眠、焦虑、抑郁、头痛、注意力不集中等精神症状，这些症状在部分患者与恐癌心理有关。

4. 气血不足的表现

脾胃是后天之本、气血生化之源，长期的消化不良会出现身体消瘦、面色无华、神疲乏力等气血不足的表现，甚至还会出现免疫力下降，部分患者还会出现贫血。

四、消化不良的辅助检查

胃镜、超声、CT 等检查可以明确腹部器质性病变。钡餐透视和核素扫描是检查胃排空的常用方法，消化不良的患者可见胃排空延迟。

五、消化不良的常见患肌

消化不良不仅和消化道的平滑肌有关，除了胃肠动力下降导致消化功能下降以外，周围相关骨骼肌的患肌化也可能影响消化功能，常见的患肌有腹直肌、腹斜肌、膈肌、竖脊肌、胸锁乳突肌、胸大肌等。

六、消化不良的气血操调理

气血操可以消除腹直肌、腹斜肌、竖脊肌等患肌，通过呼吸的配合，可以改善膈肌功能，调整腹部脏器的功能活动，有效改善消化不良的临床症状。一般每天 3 ～ 6 次、每次一套完整到位的气血操，持之以恒，定有收获。

七、消化不良的注意事项

1. 要明确病因，积极治疗器质性疾病。
2. 要少食多餐，进食易消化饮食，避免辛辣、刺激、生冷等饮食。
3. 要保持愉悦的心情，避免情绪的影响。
4. 选择合适的运动，如慢跑、羽毛球等。

第二节　慢性胃炎

一、慢性胃炎的定义

慢性胃炎是临床最常见的消化系统病症之一，是各种原因导致的胃黏膜慢性炎症。

二、慢性胃炎的分类

慢性胃炎可分为慢性浅表性胃炎和慢性萎缩性胃炎，慢性浅表性胃炎又称慢性非萎缩性胃炎。

（一）慢性浅表性胃炎

1. 慢性浅表性胃炎的病因

常见病因有烟酒、药物、情绪异常、幽门螺杆菌等。

2. 慢性浅表性胃炎的主要临床表现

（1）上腹部疼痛。

（2）腹胀。

（3）纳差。

（4）部分患者会有泛酸烧心、恶心呕吐。

3. 慢性浅表性胃炎的诊断

慢性浅表性胃炎的症状没有特异性，患者的表现各不相同，甚至一部分患者没有明显症状。其诊断主要依靠胃镜和病理检查，病理表现为黏膜层以浆细胞及淋巴细胞等慢性炎症细胞为主。

（二）慢性萎缩性胃炎

1. 慢性萎缩性胃炎的病因

（1）烟酒、药物、饮食等对胃黏膜的长期刺激。

（2）幽门螺杆菌。

（3）遗传及体质，如恶性贫血家族容易出现萎缩性胃炎，本病的发病率随着年龄的增长而增加。

（4）自身免疫反应。

（5）由慢性浅表性胃炎发展而来。

（6）长期使用制酸剂，如质子泵抑制剂。

2. 慢性萎缩性胃炎的主要临床表现

（1）腹痛。

（2）腹胀。

（3）乏力。

（4）消瘦。

不少慢性萎缩性胃炎患者的主诉常常不是腹痛，而仅仅描述为腹胀和乏力，我们不能因为症状不典型和不明显而疏忽大意。

3. 慢性萎缩性胃炎的诊断

慢性萎缩性胃炎的确诊也需要胃镜和病理检查，表现为胃黏膜上皮和腺体萎缩、数目减少、胃黏膜变薄、黏膜基层增厚，或伴幽门腺化生和肠腺化生，或有不典型增生。

三、胃的自我防御和修复

从组织学的角度来讲，胃壁由 5 层结构组成，从胃腔内向外依次为黏膜层、黏膜下层、固有肌层、浆膜下层、浆膜层。胃黏膜层是直接接触食糜和胃蛋白酶、盐酸的组织，如何避免胃蛋白酶和胃酸对胃黏膜的破坏？胃有一层保护功能的胃黏膜屏障，即黏液－碳酸氢盐屏障，这是一个动态平衡的保护机制。此外黏膜下层有丰富的血供，可以持续地为胃黏膜提供营养，为胃黏膜上皮细胞再生能力提供物质基础。

四、慢性胃炎的重要影响因素——幽门螺杆菌

冷热食物、辛辣刺激、非甾体消炎药、情绪异常等因素会直接对胃黏膜产生破坏，甚至减少黏膜下层的血液供应，胃黏膜的动脉供血减少，处于相对缺氧状态，幽门螺杆菌（图 12–2）就会乘虚而入。幽门螺杆菌对于生活环境也是很挑剔的，是胃部唯一能够长期生存的微生物，在正常的大气环境和绝对的缺氧状态均不能生存。它是一种微厌氧菌，胃黏膜损伤后，黏膜下层供血减少后的微缺氧状态正是幽门螺杆菌生活的天堂，因此幽门螺杆菌也是胃炎缠绵难愈的重要原因之一。

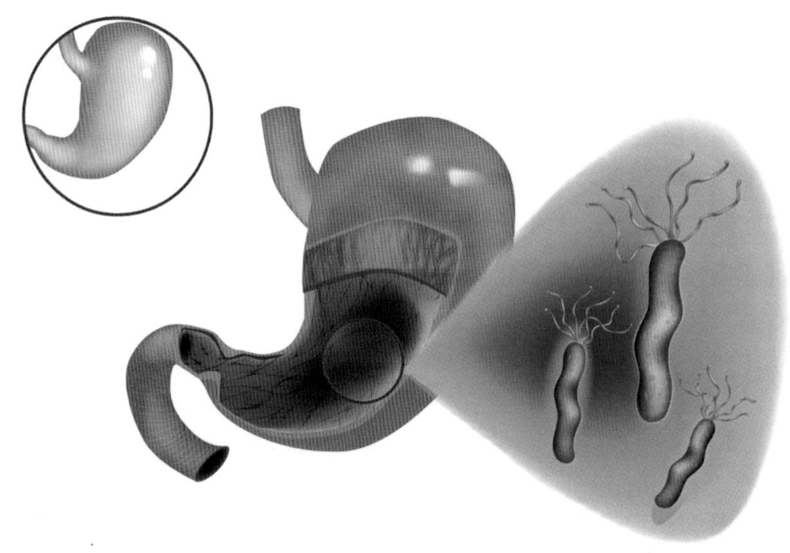

图 12–2　慢性胃炎与幽门螺杆菌

五、慢性胃炎的治疗方案

临床治疗慢性浅表性胃炎的方案有制酸、保护胃黏膜、杀灭幽门螺杆菌；针对慢性萎缩性胃炎尚且没有好的办法。

浮针治疗慢性胃炎的方案：消除相关患肌，改善黏膜下层的供血，提高自我修复能力。此方法不仅对慢性浅表性胃炎效果良好，对慢性萎缩性胃炎也能取得尚佳的疗效。浮针治疗不仅可以快速缓解临床症状，而且经过数月的调理，其胃镜检查结果也会有好转的表现。

六、慢性胃炎的常见患肌

腹直肌、腹斜肌、膈肌、竖脊肌、胸大肌等。

七、慢性胃炎的气血操调理

气血操的锻炼可以消除腹直肌、腹斜肌、竖脊肌等患肌，通过呼吸的配合，可以改善膈肌功能，调整胃的功能。慢性萎缩性胃炎建议在浮针治疗的基础上进行有针对性的锻炼，一般每天 3 次即可。

八、慢性胃炎的注意事项

1. 饮食注意避免辛辣刺激性食物。
2. 保持情绪舒畅，避免紧张、焦虑甚至抑郁的心理状态。
3. 合理锻炼，避免劳累。
4. 定期进行胃镜检查，评估对比病情变化，以免贻误病机。

第三节　慢性良性肠道病痛

一、慢性良性肠道病痛的常见疾病及特征

慢性良性肠道病痛是一类疾病的统称，常见的有慢性肠炎、肠易激综合征、习惯性便秘等。它们的共同特点是慢性而非急性，血常规检查未见明显的炎症反应；是良性而非恶性；是功能性而非器质性。

二、肠道的解剖

肠道是人体重要的消化吸收器官，上承于胃，下传于肛门。肠道被分为小肠（十二指肠、空肠和回肠）和大肠（盲肠、阑尾、结肠、直肠和肛管）。其中小肠长 4 ～ 6m，是消化吸收的主要场所。胆汁和胰液通过十二指肠进入小肠，加上小肠腺体本身的分泌液，混合成弱碱性的肠液。肠液含有众多消化酶，有利于脂肪、蛋白质的消化吸收，食糜中的脂肪和蛋白质也能刺激肠液的分泌。大肠的主要功能是吸收水分，传导糟粕，把大便排出体外。

肠道是以肠道平滑肌为主要动力源构成的管腔样器官，和胃的组织结构相似，从内向外由黏膜层、黏膜下层、固有肌层、浆膜层组成，其中黏膜下层分布有丰富的血管，为黏膜的不断修复提供物质基础。

三、慢性良性肠道病痛的诊断

（一）慢性良性肠道病痛的主要临床表现

1. 腹痛（图 12–3），或痉挛性或胀痛，位于脐周或下腹部，多便后腹痛缓解。

2. 大便次数改变，或多或少。

3. 大便性状改变，或稀薄或干结。

（二）慢性良性肠道病痛的体征

1. 触诊

触诊可定位病变位置是在结肠还是在直肠。触诊还可排除具有外科指征的疾病，如压痛、反跳痛、肌紧张的腹膜炎指征等。本类疾病大多没有明显的拒按，反而觉得按摩舒服。

2. 听诊

大多可见肠鸣音活跃，胃肠动力极差或肠麻痹者可见肠鸣音减弱甚至消失。

（三）慢性良性肠道病痛的辅助检查

肠镜、X 线钡餐造影等检查多未见明显异常。

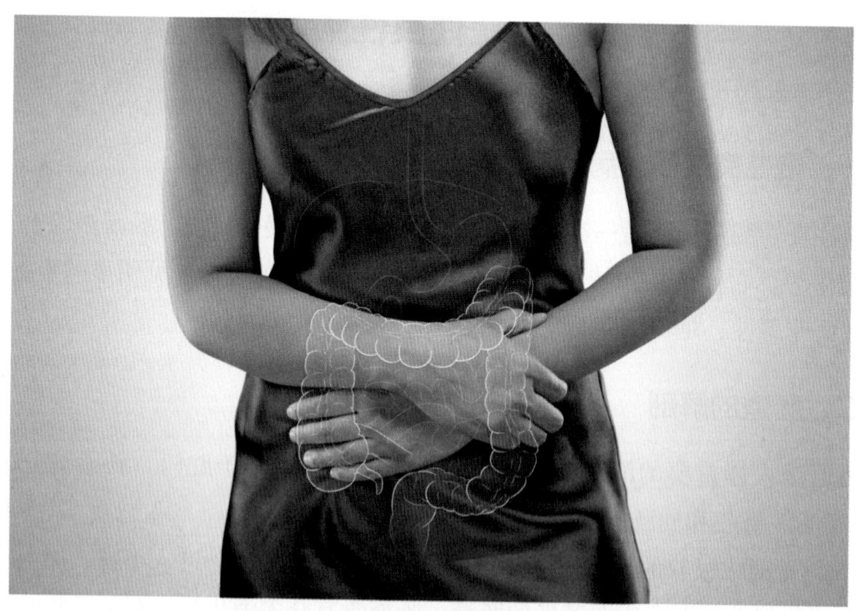

图 12–3　腹痛

四、慢性良性肠道病痛的常见患肌

慢性良性肠道病痛的腹痛、大便次数和性状改变等临床症状与肠道的功能直接相关。腹痛和肠道平滑肌痉挛缺血相关；大便次数增多和肠道蠕动活跃有关；大便次数少和肠道蠕动活跃欠佳有关；大便稀薄和大肠吸收水分的时间不足有关；大便干结和大肠吸收水分时间过长有关。

此外，这些症状都和周围的骨骼肌关系密切。其常见的患肌包括腹直肌、腹斜肌、膈肌、竖脊肌等。患肌可以通过腹压变化和筋膜的联系等方式，直接或间接影响肠道的功能。

五、慢性良性肠道病痛的气血操调理

气血操的锻炼可以消除腹直肌、腹斜肌、竖脊肌等患肌，通过呼吸的配合，可以改善膈肌功能，调整肠道功能。慢性良性肠道病痛的气血操调理一般以每天3～6次为宜。

六、慢性良性肠道病痛的注意事项

1. 避免受凉，如冷饮、冷气等。
2. 避免辛辣刺激性食物。
3. 养成定时排便的习惯。

第十三章 受益于气血操的慢性泌尿生殖系统病痛

小腹部的病症涉及三个系统：生殖系统、泌尿系统和消化系统。小小区域，复杂多变，影响重大，尤其是对于女性，这个区域发病的可能性较大，需要认真对待。

第一节　冷证（含宫寒）

一、冷证的定义

冷证是指常温下身体局部或整体出现怕冷的感觉，低温环境、天气转凉时症状尤为明显。整体的冷证大多和贫血、甲状腺功能减退、肝脏功能下降等系统性病症有关；局部的冷证，以四肢远端症状明显，和局部动脉供血不足有关。冷证患者以女性居多。

二、冷证的原因

传统中医学把大部分冷证辨证为阳虚，这似乎不够精准。人体的热量来自哪里？安静状态下主要靠肝脏代谢产生热量维持体温，运动状态下依靠骨骼肌收缩产生热量，如在安静的寒冷状态下，肝脏代谢无法满足机体热量需求，就要动员肌肉抖动来弥补不足。

产热有来源了，如何更好地保存热量，不至于迅速消失，皮下脂肪堪当大任。脂肪层就像建筑物的隔热层，能有效地防寒保暖（图 13–1）。南极的企鹅、北极的北极熊都必须配置厚厚的脂肪才能较好地维持体温，菲薄的脂肪是无法锁住热量的。

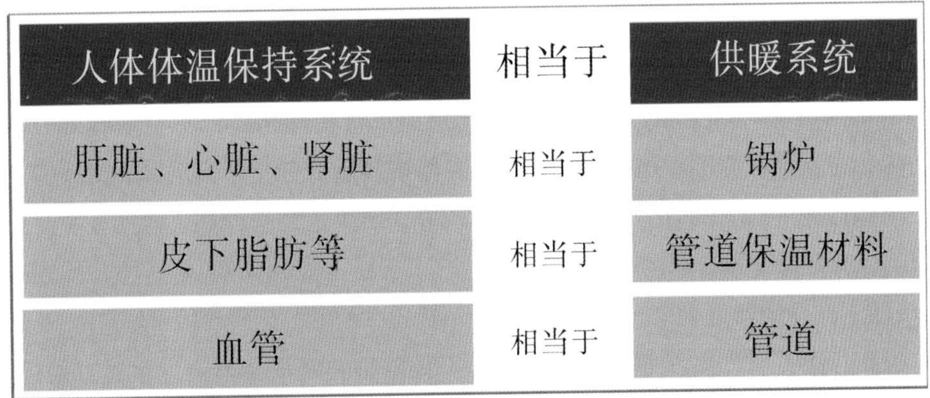

图 13-1 人体供暖

不少时候热量来源充足，保暖层也足够，为什么还有肢体怕冷呢？我们还要看热量运输的问题——血管，尤其是动脉血管，它就相当于暖气管道，满腔热血还得靠血液循环系统输送到四肢百骸。一旦心脏泵血功能下降，就会出现身体热量不足，机体新陈代谢下降；血液在运输过程中，血管周围组织的机械性压迫、血栓形成堵塞血管等因素均会引起下游大中动脉供血不足，出现压迫、堵塞下游区域导致的怕冷，如巨大的腹部肿瘤会导致下肢怕冷，下肢动脉狭窄会导致狭窄以下区域怕冷；肌肉的紧张僵硬也会引起穿行其中的中小动脉流速下降，出现局部的怕冷现象。

冷证患者要靠一层一层的加衣裤以缓解冷感，临床见过夏天穿四双袜子和很厚保暖裤的患者，还有盛夏时节，不能忍受一秒电扇、空调的朋友，甚至运动也无法改善冷感，一贴贴暖宝宝对深入骨髓的冷来说常常是杯水车薪，只能起到安慰作用。

三、特殊的冷证——宫寒

临床上有一个非常典型的冷证——宫寒。顾名思义，这是一种妇科疾病。宫寒不仅仅特指子宫寒证，还统指整个生殖系统的功能低下。

（一）宫寒的临床表现

1. 下腹部冰冷，多伴有四肢畏寒。
2. 痛经，月经有血块，颜色发暗。
3. 不孕不育。
4. 腰膝酸软，肌力下降。

（二）宫寒的常见原因

1. 平素运动较少。
2. 久居潮湿阴冷之所，平素嗜好冷饮、喜吹空调、露脐露腰等。
3. 经期有失调养，多次流产，妇科手术等。

（三）与宫寒相关的动脉供应

传统中医学认为本病为肾阳不足，胞宫失于温煦所致，治疗则温补肾阳。而浮针医学认为宫寒与以生殖器官为主的动脉供血不足密切相关：腹主动脉的分支卵巢动脉，为卵巢源源不断地输送动脉血液；髂内动脉的分支子宫动脉，为子宫、卵巢、输卵管提供动脉供应。动脉血不仅送营养，还兼送温暖，如果这些动脉受患肌的影响，就可能导致宫寒的出现。

（四）宫寒的常见患肌

膈肌、腹直肌、腹斜肌、股内收肌群等骨骼肌的紧张会影响生殖器官的供血，从而出现局部怕冷、功能低下等临床表现。当把紧张僵硬的肌肉放松后，局部脏器的动脉供血得到恢复，有时患者会马上有腹部温暖的感觉。

四、冷证的气血操调理

针对肌肉紧张僵硬引起血循环障碍而导致的冷证，通过气血操能够得到有效缓解。气血操能让我们提高心肺功能，放松紧张的肌肉，改善血液供应，鼓舞机体热量。

气血操的锻炼可以消除膈肌、腹直肌、腹斜肌等患肌，改善局部缺血状态，消除怕冷、腹痛、功能低下等临床症状。推荐每天练习 5 ～ 15 次。

当然，如果患者有贫血、甲状腺功能减退、席汉氏综合征等代谢、内分泌、免疫性疾病，则需要有效控制基础病，方能有效改善怕冷的症状。

五、冷证的注意事项

1. 注意保暖，避免露脐装，避免冷饮等的影响。
2. 加强锻炼，提高肌肉功能，增加热量产生。
3. 明确诊断，要排除贫血、甲状腺功能减退等系统性病症。

第二节　漏尿

一、漏尿的定义

漏尿指在中枢神经正常且清醒的状况下，尿液不自主的排出现象。这里所说的漏尿经常被称为压力性尿失禁，实际上我们反对把漏尿称为尿失禁，因为尿失禁多是由中枢神经损伤造成的，不在本节的讨论范畴。

二、漏尿的临床表现

漏尿多见于经产妇和中老年妇女，在突然的腹压增高，如咳嗽、大笑、打喷嚏时，出现尿液的不自主排出现象，甚至部分患者会在屏气用力时出现漏尿，更严重的患者站立即可出现漏尿。我们曾经治疗过一例体位改变就出现漏尿的患者，这是一位来自武汉的八旬老人，也是一位医务人员，和先生住在女儿家。该患者卧位还好，站立时就会出现漏尿，每天需要成人纸尿裤，苦不堪言。老人的儿子是武汉当地一家三甲医院的外科主任，儿媳是妇产科主任，面对母亲的痛苦他们也无能为力。该患者尝试浮针治疗患肌的方法来治疗漏尿，治疗后站立时竟然未见漏尿，当场有效，于是老人增加了康复的信心，经过2个疗程6次治疗，其漏尿基本缓解，生活质量得到了极大的提高。

初产妇：指的是第一次怀孕生产的产妇。

经产妇：指的是有过生产经验的产妇（二胎、三胎、四胎妈妈都是经产妇）。

高龄产妇：则是年龄超过35岁的产妇。只要年龄超过35岁，不管是初产妇还是经产妇，都是高龄产妇。

三、漏尿的分级

1度：腹压增高时，如咳嗽、大笑、打喷嚏等，偶尔有尿失禁发生。

2度：任何屏气或用力时均可发生尿失禁，如提举重物时。

3度：行走或运动时即可发生尿失禁。

4度：站立或斜卧位时都可发生尿失禁。

四、漏尿的危害

有人认为漏尿没有明显的疼痛和功能受限，应该不会很大影响人们的生活，实际上漏尿这个难言之隐又被称为中老年妇女的“社交癌症”，其主要影响如下：

1. 身体的痛苦，长期的漏尿容易有引起泌尿系统炎症。
2. 心理的折磨，患者敏感自卑，减少外出，自我封闭。
3. 夫妻感情不和睦，影响家庭幸福。

《杭州地区成年女性尿失禁的流行病学调查》指出：杭州地区成年女性尿失禁的患病率为39.8%（2002/5036），其中压力性尿失禁为24.8%（1249/5036）。这是一组触目惊心的数字，并且漏尿患者的就诊率非常低，很多患者认为康复无望，有的碍于面子，认为这是隐私的问题，不足为外人道也。

五、漏尿的常见患肌

目前，大家对漏尿还存在认识不足、重视程度还不够的现状。漏尿主要是因为腹部及盆底肌功能下降所致，就像水龙头滴水，水是正常的，管道是正常的，但是阀门拧不紧、关不严，而腹部及盆底肌肉就相当于这个阀门。漏尿大多于腹压突然增加时出现，比如咳嗽、打喷嚏、大笑等。2000 多年前的古人也有这样的总结，如《素问·咳论》云："肾咳不已，则膀胱受之，膀胱咳状，咳而遗溺。"

与漏尿相关的肌肉：膀胱、子宫等盆腔脏器本身的平滑肌，腹直肌、腹斜肌、股内收肌群以及盆底肌（图 13–2）等。

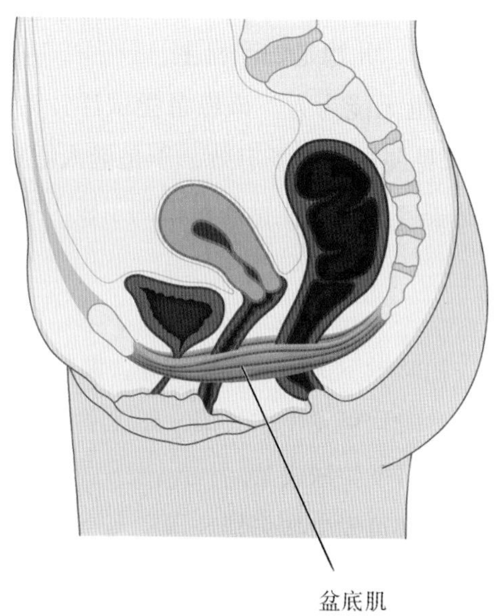

图 13–2　盆底肌乏力，阀门作用下降

六、漏尿的气血操调理

气血操的锻炼可以消除膈肌、腹直肌、腹斜肌等患肌，提高盆底肌肉的功能，改善漏尿的临床症状。推荐每天 5 ～ 10 次，每次一套完整到位的气血操。

漏尿的治疗大部分通过肌肉的调理可以达到理想的效果，部分严重患者外科会推荐耻骨后膀胱尿道悬吊术。

耻骨后膀胱尿道悬吊术，其机制是提高膀胱颈及后尿道的位置，增大膀胱尿道后角，伸长尿道，增强尿道阻力，从而达到治疗的目的。

七、漏尿的注意事项

1. 注意会阴局部卫生，避免炎症感染。

2. 避免久坐或劳累，以免加重盆底肌的功能障碍。

3. 注意保暖。

4. 配合缩肛运动等方法辅助锻炼。

缩肛运动

将肛门向上提，然后放松，接着再向上提，一提一松，反复进行。站、坐、行均可进行，每次做提肛运动 50 次左右，持续 5 ～ 10 分钟。

第三节　慢性盆腔痛

一、慢性盆腔痛的定义

慢性盆腔痛是一个多系统交叉疾病，主要表现为盆腔脏器相关的非周期性的持续性疼痛，病程超过半年（图 13-3）。

二、慢性盆腔痛的常见疾病和机制

引起慢性盆腔痛的常见疾病有子宫内膜异位症、子宫腺肌症、肠易激综合征、盆腔淤血综合征等，其中子宫内膜异位症是最常见的病因，大约占慢性盆腔痛的 24% ～ 40%。

《慢性盆腔疼痛发病机制及治疗的研究进展》认为本病的机制尚不明晰，可能与炎症、免疫和缺氧有关。据统计，全球女性慢性盆腔痛的发病率为 5% ～ 26%。

三、慢性盆腔痛的临床表现

慢性盆腔痛主要累及女性下尿路、肠道和盆底，主要临床表现为下腹痛，性质为坠痛、胀痛、刺痛、刀割样疼痛等，大部分患者会伴有腰骶部和背部酸痛，有的伴有会阴部疼痛和肛门疼痛，部分患者伴有白带异常的表现，有的患者会有尿急、尿频、尿痛及排尿困难等下尿路症状，还有部分患者会出现焦虑、抑郁等心理异常表现。

慢性盆腔痛常常缠绵难愈，不仅仅下腹疼痛，还有伴随症状，不仅影响患者的身体健康，还影响家庭的幸福和睦。

慢性盆腔痛个体间病情差异很大，有的为轻度胀痛，有的为刀割样疼痛难以忍受，并且病情的严重程度和检查的病变程度不呈正比，就像腰椎间盘突出症一样，不少被诊断膨出的反而比突出的临床症状更明显。

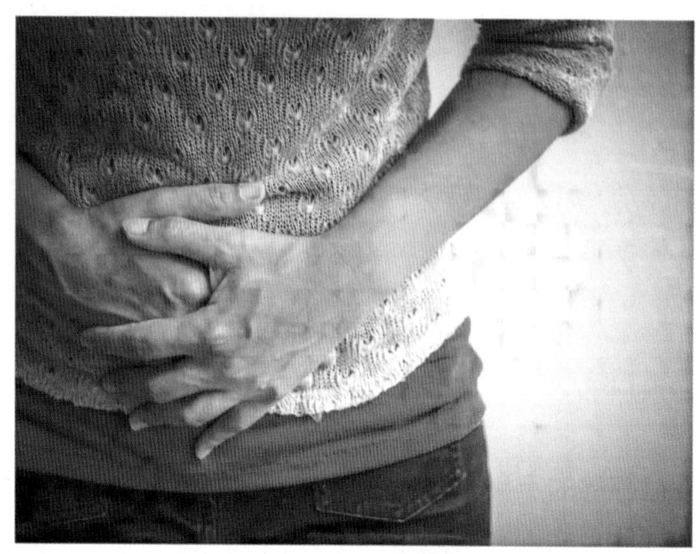

图 13–3　慢性盆腔痛

四、慢性盆腔痛的诊断要点

1. 症状

慢性盆腔痛以下腹痛为主，或伴有会阴、肛门疼痛，或伴有腰骶部及背部疼痛，或伴有白带异常和小便异常，或伴有心理异常。

2. 体征

慢性盆腔痛常会有下腹部的压痛，以及会阴、肛门等部位的明显触痛，并有盆底肌紧张、部分深部旋髋肌紧张等。

3. 辅助检查

超声、腹腔镜可以明确积液、盆腔脏器粘连的位置及严重程度。

五、慢性盆腔痛的常见患肌

慢性盆腔痛的主要矛盾是患肌，是缺血。所谓慢性妇科炎症，在多数情况下，并非由感染所致，而是由局部的血液循环较差所致，使得局部产生积液，没有能力快速吸收，打破了产生、再吸收这个动态平衡。持续顽固的临床病痛还会引起心理的异常，心理的异常又像一把放大镜，进一步把症状放大。

慢性盆腔痛的常见患肌有腹直肌、腹斜肌、股内收肌群、盆底肌、竖脊肌、深部旋髋肌等。

六、慢性盆腔痛的气血操调理

气血操的锻炼可以消除腹直肌、腹斜肌、臀部肌肉及盆底肌等患肌，纠正盆腔脏器及周围组织的缺血缺氧状态，缓解慢性盆腔痛的临床症状。严重的患者需要在浮针治疗的基础上进行气血操的锻炼康复，推荐每天 3 ～ 6 次。

七、慢性盆腔痛的注意事项

1. 避免受凉、劳累。
2. 夫妻注意避免过度同房而加重症状。
3. 心理异常不能忽视，要疏导治疗。

第四节　老年性阴道炎

一、老年性阴道炎的临床表现

老年性阴道炎又被称为“萎缩性阴道炎”（图 13-4），可见于绝经后老年妇女，主要临床表现有外阴瘙痒、灼热感，阴道干涩，阴道炎性分泌物。其检查可见阴道萎缩，皱襞消失，黏膜平滑、变薄、充血，有时黏膜会有出血点或溃疡。本病的症状与体征比较典型，诊断相对比较容易。

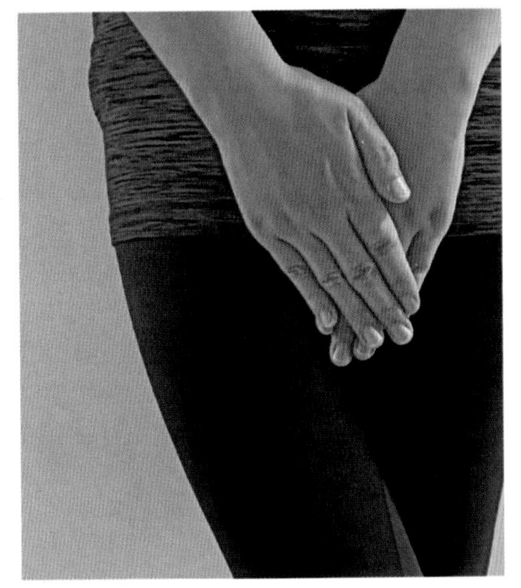

图 13-4　难言之隐的老年性阴道炎

二、老年性阴道炎的现状

老年性阴道炎是中老年妇女的常见病，《北京某农村地区老年性阴道炎患病与就诊现状分析》指出，研究者对辖区内 1023 名老年女性进行老年性阴道炎筛查，共有 278 人被诊断为老年性阴道炎，患病率为 27.17%，其中 91 人曾经因本病看诊就医，就诊率为 32.7%。调查发现，超重、糖尿病、绝经时间长、受教育程度低人群老年性阴道炎患病率会更高。数字是冷冰冰的，数字也是残酷的，中老年妇女的健康及健康意识需要极大的重视。

三、老年性阴道炎的影响因素

现代医学认为老年性阴道炎的发生和卵巢功能退化，雌激素水平下降，阴道壁萎缩，黏膜变薄，阴道内 pH 值上升有关。阴道内环境的变化导致阴道微生物失衡，该因素与老年性阴道炎的发生关系密切。《萎缩性阴道炎影响因素分析》研究发现：健康人群也能检出嗜血杆菌、类杆菌属、大肠杆菌、乳酸杆菌。而随着绝经时间延长，嗜血杆菌、类杆菌属、大肠杆菌检出率也随之增高（$P < 0.05$），乳酸杆菌检出率随之降低（$P < 0.01$）。研究还发现，育龄期妇女阴道干涩的发病率约为 3%，围绝经晚期发病率达 21%，绝经后 3 年的发病率上升到 47%。

四、老年性阴道炎的常见患肌

浮针医学认为老年性阴道炎还和相关肌肉的功能障碍有关，并且存在因果关系。老年性阴道炎的常见患肌有腹直肌、腹斜肌、股内收肌群等。当把相关患肌放松后，血供改善，外阴瘙痒、阴道干涩等症状能快速缓解，特别是瘙痒症状，常常马上可以改善。

通过患肌的诊断性治疗，我们发现肌肉紧张等因素影响到内、外生殖器供血，会导致局部供血不足现象，瘙痒、干涩与之密切相关，当患肌放松，供血改善，症状也随之消失。这也能解释老年人都会有卵巢功能退化、雌激素水平下降，为什么有 70% 的老年妇女没有罹患老年性阴道炎，因为当肌肉功能良好，内、外生殖器没有明显的缺血，机体基本上可以维持阴道的内环境稳定。

五、老年性阴道炎的气血操调理

气血操的锻炼可以消除腹直肌、腹斜肌患肌，纠正内、外生殖器官的缺血状态，缓解老年性阴道炎的临床症状。严重的患者需要在浮针治疗的基础上进行气血操的锻炼康复，推荐每天 10 ～ 15 次，呼气时不要用尽全力。

六、老年性阴道炎的注意事项

1. 加强健康教育，掌握健康知识，提高健康意识。
2. 尽早专科看诊，以免延误病情。
3. 避免局部刺激，如抓挠、刺激性的药膏等。
4. 合理锻炼，提高肌肉功能，维持局部供血良好。

第十四章
受益于气血操的其他常见慢性疾病

除了前面介绍的各系统的病痛，还有些难以很明确分类的病痛，也与气血有关。

第一节　睡眠呼吸暂停综合征

一、睡眠呼吸暂停综合征的定义

睡眠呼吸暂停综合征是中年肥胖人群的常见病，但本病可不是中老年人的专利，不少儿童也会罹患本病。睡眠呼吸暂停综合征主要表现为睡眠时出现呼吸暂停和低通气现象，大部分伴有打呼噜（图 14–1）。

二、睡眠呼吸暂停综合征的分类

睡眠呼吸暂停综合征被分为阻塞性（胸腹肌尽力做呼吸动作）、中枢性（胸腹肌无呼吸动作）和混合性（胸腹肌开始无呼吸动作，以后出现并逐渐加强）三类，均表现为呼吸暂停期间无自主呼吸。

三、睡眠呼吸暂停综合征的诊断

《切莫忽视“打呼噜”——谈谈阻塞性睡眠呼吸暂停综合征》认为，阻塞性占本病的 90%。2002 年全国阻塞性睡眠呼吸暂停综合征专题学术研讨会制定了全国标准的“诊疗指南”，认为阻塞性睡眠呼吸暂停综合征指睡眠时上气道塌陷、阻塞引起的呼吸暂停（口鼻气流停止≥ 10 秒）和通气不足（呼吸气流强度较基础水平降低 50% 以上），伴打鼾、睡眠结构紊乱、频繁发生血氧饱和度下降（血氧饱和度下降> 3%）、白天嗜睡等的病症。

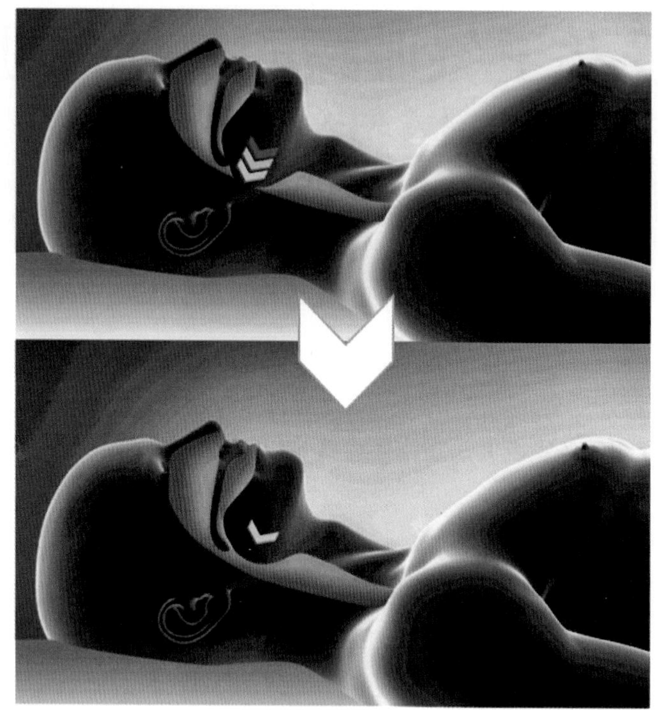

图 14–1　睡眠呼吸暂停综合征示意图

多导睡眠图监测可见：在 7 小时睡眠过程中，呼吸暂停及低通气反复发作 30 次以上，或呼吸暂停和低通气指数≥ 5 次 / 小时。通过病史、体检、多导睡眠图监测，本病的诊断并不困难。

》》四、睡眠呼吸暂停综合征的危害

中枢性睡眠呼吸暂停由呼吸中枢或周围神经传导受阻引起，多见于老年人或婴儿，或身处高原，此外脑卒中可以引起中枢性睡眠呼吸暂停综合征，反之中枢性睡眠呼吸暂停综合征也可诱发和加重脑卒中。

睡眠呼吸暂停综合征的危害：①持续缺氧引起睡眠质量下降，工作效率低下，学习成绩下降。②本病是高血压、冠心病的独立危险因素。③脑组织缺血缺氧，引起脑卒中、痴呆。④猝死。

上海交通大学附属瑞金医院曾经做过一项 6000 人的调查，75% 的人认为打呼噜不是病，或者不需要治疗。这反映了大家对本病的认识不足、重视不够，科普教育工作任重而道远。

五、睡眠呼吸暂停综合征的病因

睡眠呼吸暂停综合征最多见阻塞性，主要因为气道狭窄引起，机体影响主要是缺氧。引起上呼吸道阻塞的常见原因有肥胖、饮酒、鼻炎、鼻息肉、腺样体肥大、扁桃体肥大等。其看诊需要耳鼻喉科系统体检，纤维鼻咽镜和咽部 CT 可以确定上气道结构异常的位置和严重程度。

除去上面所说的因素外，本病还有一个重要的影响因素就是咽喉周围相关肌肉的患肌化导致的肌肉松弛无力（患肌的部分肌腹虽然紧张，但长此以往，肌肉总体表现为松弛无力的状态）。

六、睡眠呼吸暂停综合征的常见患肌

二腹肌、胸锁乳突肌、舌骨下肌，腹直肌、膈肌等。

七、睡眠呼吸暂停综合征的气血操调理

气血操的锻炼需要达到面红脖子粗的强度，可以消除二腹肌、胸锁乳突肌、舌骨下肌、腹直肌、膈肌等患肌，提高肌肉功能，缓解呼吸暂停，改善缺氧状态。推荐每天 10 ～ 20 次，尽可能用全力。

本病需要耳鼻喉专科确诊，部分咽部肌肉无力的情况可以通过肌肉调理促进康复，严重的结构异常需要手术治疗，部分缺氧明显的患者需要吸氧。

八、睡眠呼吸暂停综合征的注意事项

1. 戒烟酒。
2. 减肥。
3. 侧身睡眠。

第二节　容易感冒

一、容易感冒的定义

容易感冒是临床常见的问题，大多表现为形体消瘦、神疲体弱、乏力自汗等临床症状，中医学称之为“表虚证”。

二、容易感冒的病因

“正气存内，邪不可干。”“邪之所凑，其气必虚。”当肌肉强健、血液运行畅通、免疫功能强大时，病毒、细菌等敌人无法突破免疫防线，一般不会出现感冒。当局部的肌肉紧张，血液供应减缓，局部非特异性细胞免疫减弱，人体免疫力下降。在偶遇风寒，或疲劳过度，潜伏于呼吸道的病毒就开始兴风作浪，出现咳嗽、流涕等感冒症状（图 14–2）。

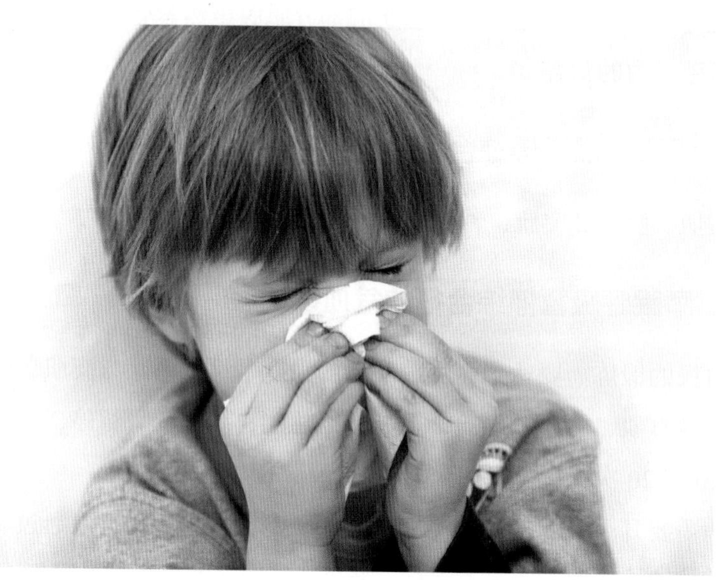

图 14–2　让人痛苦的感冒

三、容易感冒的人群

容易感冒的人群包括早产儿、虚胖的儿童、经常熬夜加班的白领、经历重大创伤或手术者等。

我们临床治疗一些自闭症儿童，发现这些孩子不仅出现情绪表达障碍的症状，大多还容易感冒，同时这些孩子的肌肉功能都是下降的。2015 年春节，浮针发明人在纽约治疗一位自闭症儿童，当时通过浮针调理肌肉 5 次，症状有所改善，后来患儿妈妈携家带口来到南京系统治疗了一段时间，取得了不错的疗效。患儿妈妈说，孩子最先改善且最明显的就是容易感冒。

还有一些白领来诊时反馈，怕热又怕冷，平时容易出汗，吹空调又容易感冒。我们检查他们的颈、肩、背部肌肉都是硬邦邦的，当我们把肌肉调理正常后，大家就不怕冷，不容易感冒了。

四、容易感冒的常见患肌

二腹肌、胸锁乳突肌、枕下肌群、竖脊肌、胸大肌、腹直肌、膈肌等。

五、容易感冒的气血操调理

实际上，每隔一段时间感冒一次，可能是人体免疫功能调整的一个途径，不必太多挂怀，出现症状熬一熬就过去了，多喝生姜水，注意休息，外出时戴口罩就可以了。如果这些症状持续时间长，尤其是在经常感冒的情况下，就要认真对待了。中医治疗容易感冒有个出名的方剂经常能取得良好的效果——玉屏风散。但我们感觉气血操的练习对这种情况的效果比玉屏风散还要好，可重复性更好。

> **玉屏风散**
>
> 方药组成：防风、黄芪、白术。
>
> 功效：益气固表止汗，主治表虚自汗证，亦治虚人腠理不固，易感风邪。

气血操的锻炼可以消除二腹肌、胸锁乳突肌、竖脊肌、胸大肌、腹直肌、膈肌等患肌，锻炼强度一定要面红脖子粗，身上微微出汗。感冒期间，推荐年轻人每天10次左右，老年人可不用全力，平时也建议多练习。

六、容易感冒的注意事项

1. 平时多多运动。
2. 冷暖衣物要适当，不要穿得太少，但也不能穿得太多，否则导致出汗，更容易感冒。
3. 保持情志愉悦，心绪开朗。
4. 最重要的是避免肌肉僵硬，保持气血畅行。

第三节　慢性鼻炎

一、慢性鼻炎的分型

慢性鼻炎包括慢性单纯性鼻炎、慢性肥厚性鼻炎、慢性萎缩性鼻炎和慢性过敏性鼻炎。其中慢性单纯性鼻炎是急性鼻炎反复发作所致；慢性单纯性鼻炎继续发展可成为慢性肥厚性鼻炎；萎缩性鼻炎机制不明，可能和缺乏维生素有关，有专家认为属于自身免疫病，部分萎缩性鼻炎属于继发性，与炎症刺激、鼻中隔偏曲、手术等因素有关；过敏性鼻炎则属于变态反应性疾病。

二、各型鼻炎的主要临床表现

慢性鼻炎分型不同，其临床症状虽不尽相同，但总体上大同小异。

1. 慢性单纯性鼻炎

反复发作的鼻塞、流浊涕，伴有头痛、头昏、嗅觉下降等临床症状。

2. 慢性肥厚性鼻炎

持续性鼻塞、流脓涕，也会伴有嗅觉下降。

3. 慢性萎缩性鼻炎

鼻塞、鼻干、呼吸气味恶臭，偶有出血，伴有头昏、头痛、嗅觉下降甚至消失等症状。

4. 过敏性鼻炎

鼻塞（会出现侧卧位时低位侧的鼻子出现鼻塞的现象）、鼻痒、突然喷嚏、流清涕、流眼泪，还可伴有头昏头痛、嗅觉下降等症状。过敏性鼻炎存在一定的过敏原，症状发作有季节性，并有发展为哮喘的可能，要加以重视。

三、各型鼻炎的体征

1. 慢性单纯性鼻炎

鼻黏膜肿胀，鼻甲黏膜有弹性，探针触及的凹陷可恢复，外滴血管收缩剂如麻黄素液后鼻甲可迅速收缩。

2. 慢性肥厚性鼻炎

鼻黏膜、黏膜下甚至鼻甲骨质增生肥厚为特征的不可逆性病变，探针触及处坚实不易出现凹陷，外滴血管收缩剂如麻黄素液后鼻黏膜及鼻甲变化不大。

3. 慢性萎缩性鼻炎

鼻腔扩宽，下鼻甲缩小，有时中鼻甲会有炎性息肉，鼻黏膜覆盖有灰绿色痂皮。

4. 过敏性鼻炎

鼻甲水肿，上盖有一薄层水样黏液。

慢性鼻炎均有鼻塞、流涕、头昏、头痛、嗅觉下降等症状，具体鉴别需要耳鼻喉科专科检查。比如以上四种类型的慢性鼻炎，慢性单纯性鼻炎和慢性过敏性鼻炎没有器质性改变，而慢性肥厚性鼻炎和慢性萎缩性鼻炎则出现了器质性改变。

四、慢性鼻炎的鉴别及治疗

从浮针医学理论来看，无器质性改变者适合非手术疗法，有器质性改变且严重者则需要专科手术治疗。非手术治疗的药物治疗通过收缩黏膜血管、抗过敏等对症治疗，能取得不错的即时效果，但症状容易反复。而非手术、非药物的浮针治疗常常调理相关的肌肉，当相关肌肉放松后，局部血液循环明显改善，鼻子局部的修复能力提高，有利于消除炎症反应和局部水肿。

可能有人会提出疑问：慢性鼻炎本身就黏膜充血，为什么还要增加血液循环呢？局部炎症引起的充血水肿属于病理状态，它和局部血循环改善恢复为生理状态是两种不同的概念。所以这种鼻塞在运动和劳作时会明显减轻，休息和遇冷时就会加重。

五、慢性鼻炎的常见患肌

胸锁乳突肌、斜角肌、斜方肌、枕下肌群、胸大肌、腹直肌以及鼻子周围的肌肉等。

六、慢性鼻炎的气血操调理

气血操的锻炼可以消除胸锁乳突肌、斜角肌、斜方肌、枕下肌群、胸大肌、腹直肌等患肌，相关患肌消除后头面部的血液循环得到改善，慢性鼻炎的鼻塞流涕、头昏头痛等症状就会得到缓解，长期的肌肉和血循环保持良好，能最大程度地预防病情反复。气血操的锻炼强度一定要面红脖子粗，身上微微出汗，推荐每天 10 次左右。

七、慢性鼻炎的注意事项

1. 注意保暖，避免受凉。
2. 避免香烟、灰尘等不良刺激。
3. 避免久坐伏案。
4. 积极锻炼身体，提高肌肉功能。

第十五章
受益于气血操的其他常见且容易被忽视的功能下降

随着年龄的增长，人的某些技能会出现微小但可以测得的降低，这些生理功能的降低虽谈不上成为具体病症，但却影响巨大：一方面容易导致次生灾害，另一方面会导致老人的自信心下降。这些功能下降常常与肌肉功能 / 血循环（气血）有关。

第一节　老年人频发呛咳

一、呛咳的临床表现

呛咳是吞咽障碍的一种表现，表现为饮水呛咳，大多与衰老、衰弱、口咽部肌群配合差等有关。呛咳容易造成误吸，继而造成吸入性肺炎，而且在一些老年人身上表现不典型。如果经常不明原因低烧，或出现意识混乱（也叫谵妄）等，可能就是误吸引起了肺部感染，需要及时就医。

二、呛咳的原因

造成呛咳的主要原因是会厌的功能不健全（图 15-1）。会厌为会厌软骨被覆黏膜形成，为喉部的活瓣，位于舌根和舌根体后上方，具有弹性和韧性，状似树叶。其上端游离，下端为会厌软骨。吞咽时喉随咽上提且稍向前移，舌根向后下方压迫会压向下封闭喉口，防止食物侵入气管。所以，当会厌的活瓣功能出问题时容易造成呛咳和误吸。

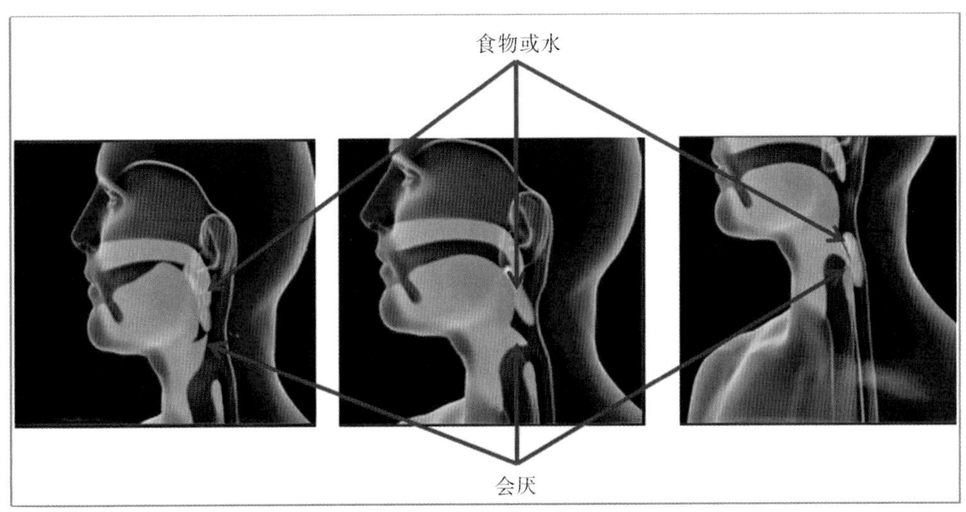

图 15–1　会厌功能不全，容易呛咳

三、呛咳的常见患肌

甲杓肌、环甲肌、环杓后肌、喉肌、环杓侧肌、杓斜肌、杓横肌、杓会厌肌等周边小肌肉会不同程度地影响到会厌的活瓣功能。因此，提高肌肉的功能是提高活瓣功能的好办法，也是防止呛咳的好办法。

四、呛咳的气血操调理

气血操大力呼气的锻炼对会厌相关的肌肉有好处，推荐每天 6 次，早、中、晚饭前饭后各 1 次。

五、呛咳的注意事项

1. 注意保暖，避免受凉。
2. 避免香烟、灰尘、辛辣之品的不良刺激。
3. 可加强吞咽练习。
4. 积极锻炼身体，提高肌肉功能。

第二节　老年人容易跌倒

若老人有步距变宽、走路摇晃、侧偏等步态不稳现象，不能“串联”站立（一脚尖顶着另一脚跟）（图 15–2），被轻轻触碰时容易站立不稳等平衡异常，或 1 年内发生过跌倒，均需尽早注意，改善肌肉力量，避免意外发生。

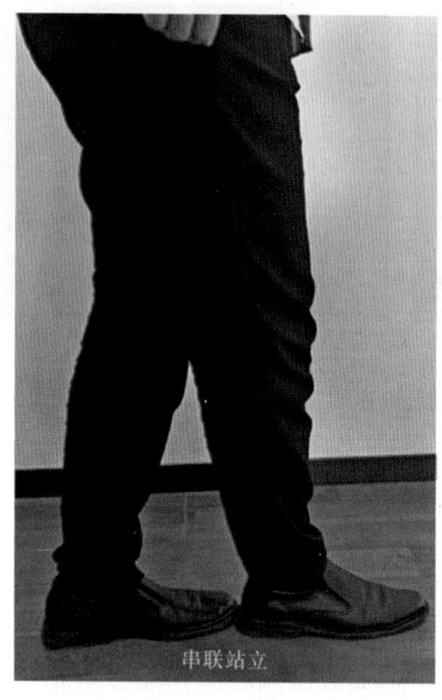

图 15–2　串联站立

虽然老年人发生跌倒大部分是由于环境因素等外因造成，但外因是通过内因发生作用的。其内因即肌肉减少，肌力减弱，或者某些肌肉患肌化。

因此，针对外因，我们建议：对老年人住宅进行适老化环境改造，例如准备起夜灯、在湿滑环境安装扶手、不使用小块地毯、去除地面零散电线、椅子不宜太低等。尤其要注意的是，换新环境 1 周内，老年人发生跌倒的风险较高，如住院、旅游等，要多留意环境情况。

针对内因，我们建议：①多进食高蛋白食物。②循序渐进，逐步加量地散步、慢跑。③如果容易跌倒的情况已发生多次，需要到医疗机构详细检查，尤其是要对肌肉功能进行评估。④持之以恒地练习气血操。

当然，也要防止服用降压药的老人站起时出现体位性低血压。另外，视力下降，或服用安眠药物，这些因素也容易导致跌倒。

适老化设计

在住宅中，或在商场、医院、学校等公共建筑中，要充分考虑到老年人的身体功能及行动特点，做出相应的设计，包括实现无障碍设计，引入急救系统等，以满足已经进入老年生活或以后将进入老年生活的人群的生活及出行需求。

第三节　老年人便秘

一、老年人便秘的危害

老年人便秘是造成很多病痛的原因，甚至造成危急重症，例如大便临厕努挣导致中风（图 15-3），肝硬化患者便秘导致肝性脑病等。因此，管理好大便的正常排泄对老年人很重要。

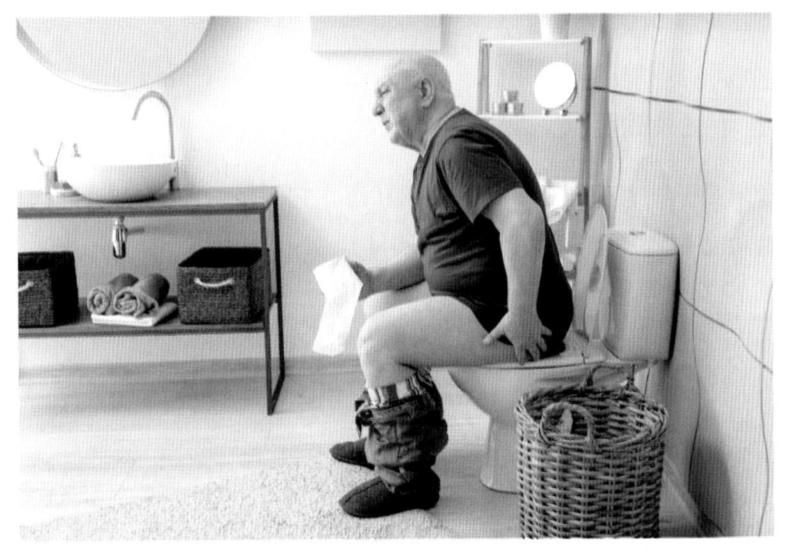

图 15-3　老年人便秘

二、老年人便秘的常见原因

大肠有两个主要功能：蠕动和吸收水分。

以下几种情况容易导致便秘：①胃肠道平滑肌患肌化，蠕动减慢。②膳食纤维摄入不足。③老年人渴感减退，在炎热、干燥等环境下饮水不足。

三、老年人便秘的几点建议

1. 老年人应避免泻剂滥用。正常老年人结肠中约有 1.5kg 粪便，成分是细菌和不消化的膳食纤维，服用刺激性泻药会破坏肠道细菌屏障，导致大便稀且有排不尽感觉。停用泻剂后 2 ～ 3 天可能不排便，老年人担心于是再次服用泻剂，形成恶性循环。

2. 不必两天不排便就着急，大便不干即可。相比于大便次数减少，老年人更多的主诉是排便费力、费时。可以调整排便方式，如坐便时垫一个脚凳，使身体处于半蹲位，更利于排便。

3. 如果便秘严重，当去医疗机构检查肠镜，排除器质性病变。

4. 明确没有器质性病变者，可以保守治疗，浮针治疗对此类病痛效果一般很好。

5. 为预防便秘，气血操值得推荐。

第四节　老年痴呆

一、老年痴呆的定义

老年痴呆是一种大脑细胞开始退化的状态，它不是一种特定的疾病，而更像是一组由大脑功能变化引起的症状群（图 15–4）。

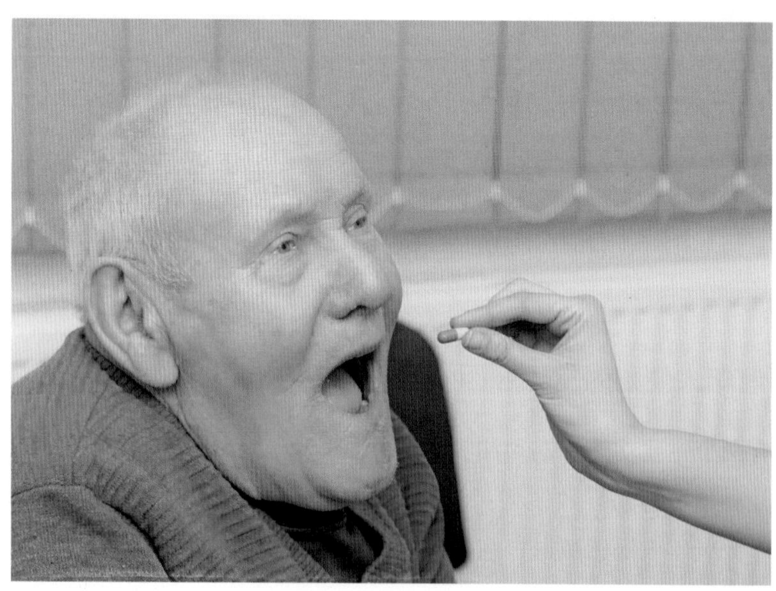

图 15–4　老年痴呆

二、老年痴呆的临床表现

老年痴呆临床表现为失忆，失眠，失去方向感和 / 或平衡能力差，身体协调性差，冷漠，乏力，在方向、时间和地点上容易混淆，健忘。随着病情的发展，痴呆患者遥远的记忆开始消失，在接受新事物、推理和计算方面逐渐困难。

》三、老年痴呆的严峻性

大约 10% 的 65 岁以上老年人有某种类型的痴呆症状。我国 65 岁以上老年人中痴呆的发病率为 4% ～ 6%，90 岁老人的痴呆发病率近 50%。在美国，大约每 1000 人中有 15% 患有某种类型的痴呆。全世界大约有 2700 万人患有老年痴呆。每年照顾老年痴呆患者的费用约为 3154 亿美元。

》四、老年痴呆的病因

老年痴呆通常是由一种潜在的条件或疾病引起的。他们的脑组织正在退化，从而导致功能的减退。老年痴呆常见的病因如下：

1. 血管性痴呆

这是老年痴呆的一个主要原因，约占所有老年痴呆病例的 1/3。脂肪沉积和其他碎片在患者的大脑中堆积，导致动脉硬化，阻塞血液流动，脑细胞得不到足够的氧气就会死亡。老年痴呆本身是无法遗传的，因其发病与自身神经纤维及蛋白沉积有关系，但是老年痴呆的部分病因是可以被遗传的，尤其是血管性老年痴呆。

2. 额颞叶痴呆

其大约占所有老年痴呆病例的 10%，是由大脑的颞叶和额叶受损导致的。

3. 其他

动脉硬化、帕金森病、细菌性或病毒性脑炎、长期滥用类固醇激素、缺乏维生素 B_{12} 等。

》五、老年痴呆的干预治疗

针对上面分析的病因，老年痴呆必须对因处理。如果是额颞叶痴呆，医生能够做的其实很少。如果是其他疾病导致的痴呆，就需要消除诱发因素。其中血管性痴呆的比例很大，我们要学会预防它的发生，而气血操也许能有所帮助。

气血操对脑部供血很有好处，坚持锻炼，可收良效，比如可以防止或减缓疾病的发展，但对于已经发生的老年痴呆，医学几乎无法治愈。

对于老年痴呆，只做气血操是不够的，还要注意，高龄、女性、受教育程度低、独居都是痴呆的风险因素，因此需要多交友沟通，多走路和做益智活动。比如逛超市就是不错的选择，不仅能够迈起步来，还能受到视觉、嗅觉、味觉等多感官的刺激，增加大脑活动区域。

第五节　老年人不明原因视力下降

颈源性视力障碍：是指由于颈椎周围组织疾病而引起的临床上以视物模糊、复视、视野缺损、飞蚊症等视力障碍为主要临床表现的疾病。

随着年龄的增长，我们所有人都可能会经历一定程度的视力下降，这被认为是正常的视力变化。

但是，一些疾病也可能导致视力下降，并且随着年龄的增长，其可能性也在不断上升。还有一些疾病发生得很突然，并且很快导致失明。这就需要去看眼科医生，因为有可能罹患青光眼、白内障等眼科疾病了。

我们认为，眼睛的问题大体可以分为两类：一类是器质性改变，例如白内障等；第二类是眼睛血供不足而导致的视力下降。如果把眼睛比作一辆汽车，第一类就是某个零件坏了，第二类就是没有汽油了。很明显，第一类的眼睛病变应当交给眼科医生，他们是专家。第二类的眼睛病变又可分为两种情况，即血管本身的病变和由于肌肉挤压为眼部供血的动脉而导致的眼部血供不足（图 15–5），如颈源性视力障碍、黄斑变性、糖尿病视网膜病变。

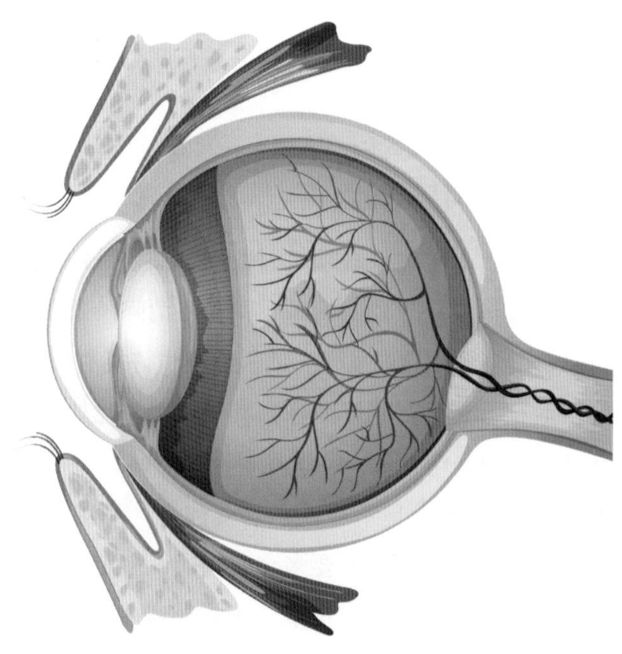

图 15–5　供血不足，视力下降

糖尿病容易引起大中血管动脉粥样硬化，进而动脉壁中层钙化，内膜纤维增生，导致管腔狭窄，对于这种情况导致的视网膜病变，浮针或气血操效果一般。

对于由其他原因造成的动脉粥样硬化引发的黄斑变性、视网膜病变，浮针或气血操效果也不明显。

但有一种情况气血操可派大用场，就是上文提到的由于肌肉挤压影响血供的情况，这种情况有如下特征：

1. 视力时好时坏。

2. 常常伴随有颈椎病。

3. 往往伴有干眼或迎风流泪或飞蚊症。

4. 浮针等外治疗法常有明显效果。

此外，老年人听力不好也可能会累及视力。听力不好，可能会导致社会疏离、抑郁等症状，并由于缺少信息刺激，更容易肌肉减少，进而导致视力下降，就更会影响独立生活、外出活动等。

长时间持续出现以上状况可能会导致老年人发生黄斑变性的顽症，而这种病症对于眼科医生来说几乎没有好的办法。不过，对于这种疾病外治疗法常常能通过治疗肌肉，缓解挤压，促进血供，从而改善视力，让黄斑变性不再可怕地进展下去。

第六节　情绪不好

每个人都会有情绪不好的时候（图 15–6），长期的情绪不好就会导致抑郁症和焦虑症（以焦虑情绪体验为主要特征，主要表现为：无明确客观对象的紧张担心，坐立不安，还有植物神经功能失调症状，如心悸、手抖、出汗、尿频等，以及运动性不安）等疾病。也就是说，情绪不好，长此以往，会导致情绪障碍，因此需要情绪管理。

根据美国疾病控制与预防中心（CDC）的数据，90% 的疾病都是由压力引起的。也就是说，我们 90% 的疾病都与自身情绪息息相关。

无论是身上的疾病还是脸上残留的岁月痕迹，很多都是与情绪打了败仗有关。《黄帝内经》认为：怒伤肝，喜伤心，忧伤肺，思伤脾，恐伤肾。也就是说，各种情绪都会影响到内脏或者全身。坏情绪，也许是一切疾病的根源。

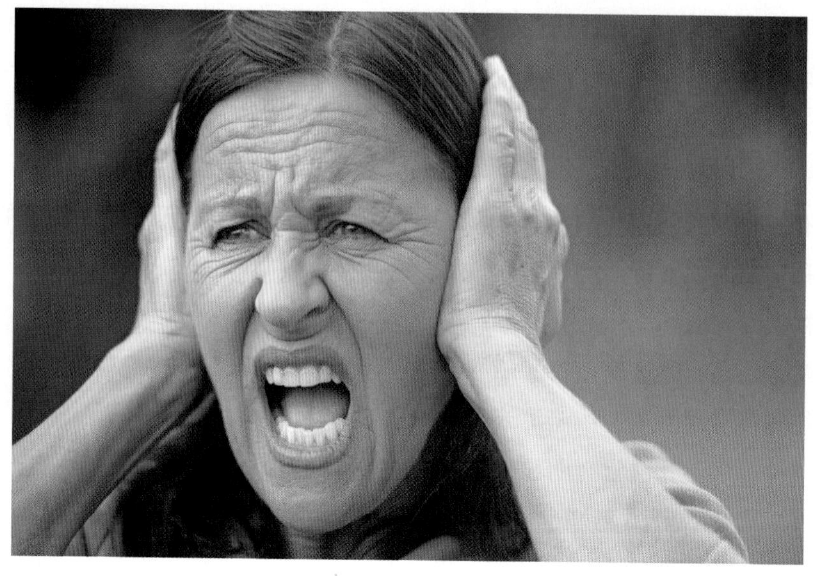

图 15-6 最近有点烦

据《传习录》记载：王阳明弟子陈九川卧病在床。王阳明问他："生病这件事，正确面对它很难，你感觉怎么样？"

陈九川回答："这个功夫确实很难。"

王阳明说："常快活，便是功夫。"王阳明把保持乐观情绪看作是一种功夫，说明了其重要性，也说明了其艰巨性。

《传习录》是哲学著作，由王阳明的门人、弟子对其语录和信件进行整理编撰而成。

王阳明是中国明代哲学家、宋明理学中心学一派的代表人。

人要活得快乐就必须保持一个好的心态，积极的心态才是一个人最大、最好的本钱。

情绪如何影响到身体的？我们认为是这样的：长期情绪不好会影响到肌肉，使得大面积的肌肉长期处于紧张状态，从而影响到血供，引发内脏问题。反过来也成立：内脏问题会影响到肌肉，肌肉问题会影响到情绪。其理由如下：

1. 情绪不好的人会长时间保持肌肉紧张状态，例如烦闷的人脸部容易一直紧张。肌肉紧张造成血循环不再良好，从而影响到全身或某些相关内脏。

2. 在劳累的情况下，也就是肌肉过劳的情况下，情绪容易转坏。

3. 内脏慢性患者也会影响到肌肉，进而影响到心情。

4. 情绪不好时，活动会使其缓解很多。

因此，情绪、肌肉和内脏状态环环相扣，相互影响。要解决情绪问题和内脏问题，关注肌肉是个很好的切入口。因此，情绪低落时、重重压力下，请立即想起气血操，扎实地练习一套，时常马上就能改变心境。

第七节　亚健康与治未病

一、亚健康的定义

2007年中华中医药学会发布的《亚健康中医临床指南》指出：亚健康是指人体处于健康和疾病之间的一种状态。处于亚健康状态者，不能达到健康的标准，表现为一定时间内的活力降低、功能和适应能力减退的症状，但不符合现代医学有关疾病的临床或亚临床诊断标准。

二、治未病的重要性

战国时期的《鹖冠子·卷下·世贤第十六》有云："王独不闻魏文王之问扁鹊耶？曰：子昆弟三人其孰最善为医？扁鹊曰：长兄最善，中兄次之，扁鹊最为下。魏文侯曰：可得闻邪？扁鹊曰：长兄于病视神，未有形而除之，故名不出于家。中兄治病，其在毫毛，故名不出于闾。若扁鹊者，镵血脉，投毒药，副肌肤间，而名出闻于诸侯。魏文侯曰：善！"神医扁鹊自认为"未有形而除之"的长兄医术最高明，这应该是我国历史上最早记录亚健康调理的内容。《黄帝内经》是我国现存最早的医学典籍，其中《素问·四气调神大论》亦有云："是故圣人不治已病治未病，不治已乱治未乱，此之谓也。夫病已成而后药之，乱已成而后治之，譬犹渴而穿井，斗而铸锥，不亦晚乎！"阐述了亚健康调理的重要性。

三、亚健康的临床表现

《亚健康人群分类及其临床特征分析与评价——基于数据挖掘流程的Logistic回归方法的研究》从56个症状变量中筛选出亚健康的主要表现，包括疲劳、睡眠不实、记忆力和工作效率下降、饮食二便失调、心理的空虚感、情绪易怒等。《南京地区亚健康者的统计及分型调查》发现，1000名被调查者中有611人处于亚健康状态，在躯体亚健康中工人和管理者占75%，可能和过度疲劳有关；在心理亚健康中商业服务业和专业技术人员因压力过大是最危险的人群。可见，亚健康是我们每个人都可能要面对的问题。

未病≠没有病
未病＝亚健康

亚健康的管理与中医学更常用的一个词语"治未病"几乎等同。因此，我们看到治未病，可以简单地将它理解为亚健康状态的治疗，不能把"未病"

理解为没有疾病。

四、亚健康的诊断

我们先看一下健康的标准，世界卫生组织（WHO）提出健康的十大标准：①精力充沛。②心态端正。③睡眠好。④应变能力强。⑤抗病能力强。⑥身体结构协调。⑦眼睛有神。⑧牙齿健康。⑨头发光泽。⑩肌肤细滑。

如果把健康比作一路畅通的绿灯，那么疾病是必须刹车的红灯，亚健康就是要警惕注意的黄灯。亚健康的诊断要点：①排除疾病。②一段时期内可能会出现不适症状。

我们所说的身体亚健康，其实也是肌肉亚健康、气血亚健康，只是现有的仪器和抽血化验等检查没有发现阳性体征。这种状态短期内可能仅仅是功能性问题，长此以往就会由量变到质变，发展成现代医学可以诊断的疾病。

五、亚健康的常见患肌

我们认为几乎所有的亚健康状态其实都是肌肉功能下降、气血状态不佳的表现。疲劳乏力、反应迟钝是骨骼肌功能下降的直接表现；失眠多梦、紧张焦虑，这和呼吸相关肌肉、腹部肌肉、颈背部肌肉密切相关；双目无神、头发稀拉、面色无华，这在中医学望诊中属于少神的表现，也是气血不佳的表现；体弱易病容易感冒也和肌肉僵硬、血液循环减少，以及人体的非特异性细胞免疫功能下降有关。

六、亚健康的气血操调理

有一个庞大的人群为亚健康状态，我们要如何纠正这种状态？马上换工作是不现实的。亚健康的调理相当于治未病，现在很多医院成立治未病专科，这是非常好的理念，希望气血操也能成为治未病的重要手段。气血操可以快速改善肌肉的功能，消除亚健康的一系列症状，建议每天 3 次，坚持锻炼，徐徐收功。

七、亚健康的注意事项

1. 工作生活尽可能有规律。
2. 劳逸结合，避免长时间处于劳累或紧张状态。
3. 调整情绪，焦虑和抑郁会直接影响肌肉功能。

第八节　富贵包

一、富贵包的临床表现

不知何时，大家纷纷开始注意到富贵包，这可能和美容养生人士的宣传有关。富贵包，多发于短颈富态的女士，故美其名曰“富贵包”。光看名字还觉得挺喜庆，实则不值得庆祝。

“富贵包”指的是在后背上部颈胸交界处，也就是在第 7 颈椎和第 1 胸椎处凸出的硬包块（图 15–7），易见于长期伏案的人士、低头编织的女工、沉迷于麻将的牌友、财务工作者等，长期低头是形成富贵包的主要原因。它的临床表现是脂肪堆积，所以只通过揉搓来去掉皮下脂肪层是不可能的。富贵包具有非骨性、非囊肿、非炎症、非纤维瘤、非脂肪瘤的特征。这和正常人低头时第 7 椎处会出现明显的骨性突起有着本质的区别。富贵包以脂肪组织为主，但不是脂肪瘤。脂肪瘤有完整的包膜和明确分界，而富贵包则和周围皮下组织无明显界限。

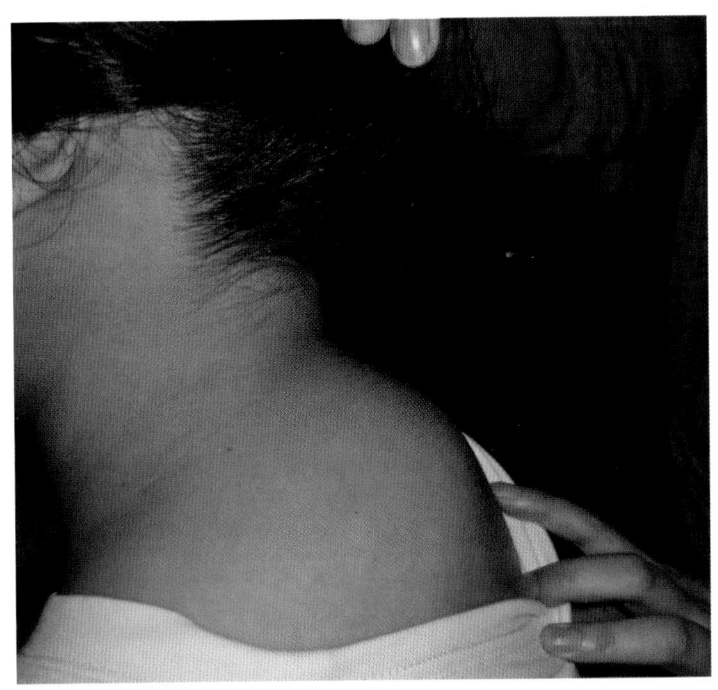

图 15–7　富贵包，并非富贵之人的专利

二、富贵包的形成机制

在浮针临床上，我们治疗富贵包周边的肌肉经常可以得到迅速且明显的效果，我们推测其机制如下：

1. 富贵包为脂肪细胞体积的增大或松散。成年人的脂肪细胞数量一般比较稳定，一个区域内的数量不会大量增加。脂肪细胞主要储存的是甘油三酯和胆固醇酯，它们以液态的形式占据了脂肪细胞大部分的体积，并且可以改变形态。每个脂肪细胞都很有弹性，可以撑大或缩小，所以富贵包的产生主要与脂肪细胞的体积相关（图 15–8）。

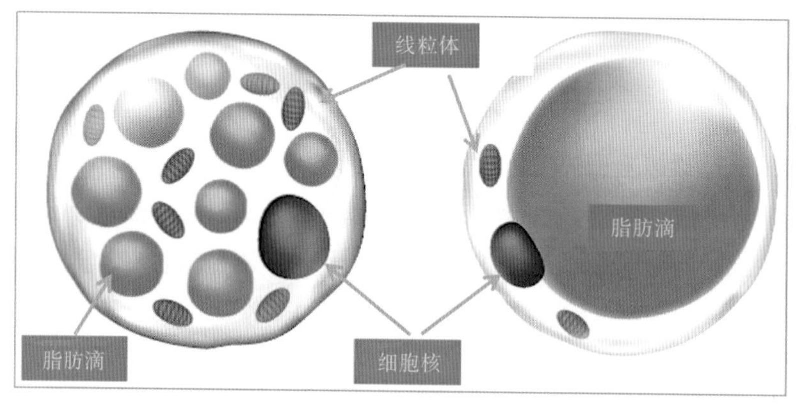

图 15–8　富贵包的主要成分是脂肪

2. 颈椎、胸椎结合部位没有肌肉，但周边肌肉的肌膜与皮下疏松结缔组织相连，而后者与脂肪组织混杂交互在一起。当周边肌肉患肌化后，力量减弱，肌肉与皮下层（主要由皮下疏松结缔组织和脂肪组织构成）之间的牵拉力量减弱，导致皮下层更为疏松，出现膨胀。

因此我们认为，由于周边肌肉无力，不足以通过筋膜对局部脂肪群施压，造成原本较小的脂肪群体积变大。这种情况适合浮针治疗，估计其他外治方法也是通过这个途径解决或缓解的。

如果是因为肥胖，脂肪细胞内的脂肪滴变大，这种情况浮针的效果大概率很差。

三、富贵包本身不夺命

有人将富贵包称为夺命富贵包，其实有点危言耸听了。富贵包本身不影响颈动脉和椎动脉的供血，也不压迫重要的神经，不影响静脉和淋巴回流，不影响心脑等重要脏器的功能。引起头晕、手麻、头颈部僵硬、颈肩部酸痛等这些症状的，是形成富贵包的长期紧张僵硬的肌肉。换句话来说，富贵包和头晕、手麻、头颈部僵硬、颈肩部酸痛是并列关系，而非因果关系。如同骨质增生道理一样，长期紧张僵硬的肌肉可以导致骨质增生形成，肌肉也能引起疼痛麻木等症状，而增生和疼痛麻木没有因果关系。

四、富贵包的常见患肌

富贵包所在的位置是承上启下的重要枢纽部位，也是上下左右浅深肌肉的共同附着处，是屈伸、旋转、侧屈等力量的交汇处。有人做过这样的实验：当头部垂直于颈椎时，颈部肌肉拉力为 0，颈部承受仅仅头部的重量 4.5 ～ 5kg；当低头 15°时，颈部承受的压力约为 12kg；当低头 30°时，颈部承受的压力约为 18kg；当低头 45°时，颈部承受的压力是 22.5kg；当低头 60°时，颈部承受的压力约为 27kg。因此长期大角度的低头是颈部机械性损伤的重要因素。

富贵包的出现也从侧面反映了周围肌肉的紧张僵硬，富贵包不夺命，但周围的患肌可能直接影响组织供血，进而影响生活质量，因此还是应该积极治疗的。我们应该形成这种意识：见了富贵包，积极松肌肉。

肌肉的紧张僵硬不仅会逐渐形成富贵包，还可能导致圆肩驼背等异常体态。与富贵包和圆肩驼背等相关的常见患肌有斜方肌、胸锁乳突肌、斜角肌、竖脊肌、头颈夹肌、菱形肌、冈下肌、前锯肌、肩胛下肌、背阔肌、胸大肌、胸小肌等。

五、富贵包的气血操调理

通过气血操的相关肌肉牵拉和呼吸配合，能快速放松斜方肌、竖脊肌、头颈夹肌、菱形肌、冈下肌、前锯肌、肩胛下肌、背阔肌、胸大肌、胸小肌等相关患肌，不仅能消除头晕、手麻、头颈部僵硬、颈肩部酸痛等临床症状，还能纠正圆肩驼背等体态异常，当然也能顺便减小富贵包。

六、富贵包的注意事项

1. 避免长时间低头伏案，建议半小时活动一下。
2. 合理锻炼，如参加跑步、游泳等运动，促进血液循环。
3. 坚持气血操，促进颈肩部肌肉康复。

主要参考文献

［1］符仲华．浮针疗法［M］．北京：人民军医出版社，2000.

［2］符仲华．浮针疗法速治软组织伤痛［M］．北京：人民军医出版社，2003.

［3］符仲华．浮针疗法治疗疼痛手册［M］．北京：人民卫生出版社，2011.

［4］符仲华．浮针医学纲要［M］．北京：人民卫生出版社，2016.

［5］符仲华．气血新论：基于浮针医学的中西汇通［M］．北京：人民卫生出版社，2021.

［6］罗伯特·E. 麦卡蒂，杰夫·沙兰德．易化牵伸术［M］．第 3 版．北京：人民体育出版社，2012.

［7］国家体育总局健身气功管理中心．五禽戏七日练［M］．北京：人民体育出版社，2014.

［8］缪心军，唐贤豪，刘树理，等．不同深度机械胸外按压对心脏射血分数及升主动脉血流的影响［J］．健康研究，2021（5）：565–567，571.

［9］袁丽君．胸压变化对血流动力学影响的力学原理研究［D］．西安：中国人民解放军第四军医大学，2003.

［10］符仲华，陆亚麟．“久坐族”，快来伸个懒腰吧［J］．中医健康养生，2020，6（7）：73–75.

［11］王伟芬．中医“治未病”思想在亚健康人群健康管理中的应用［J］．中医药管理杂志，2022，30（3）：221–222.

［12］杨真晖．慢性脑缺血大鼠睡眠障碍的机制探讨［D］．广州：南方医科大学，2011.

［13］张素英．杭州地区成年女性尿失禁的流行病学调查［D］．杭州：浙江大学，2009.

［14］陶沐珩，肖培娜，叶明珠．慢性盆腔疼痛发病机制及治疗的研究进展［J］．医学综述，2022，28（4）：736–741.

［15］张军，王以新．北京某农村地区老年性阴道炎患病与就诊现状分析［J］．中国社区医师，2021（29）：169–170.

［16］李艳，沈佳益．萎缩性阴道炎影响因素分析［J］．江苏医药，2020（10）：1034–1037.

［17］郭星．切莫忽视“打呼噜”——谈谈阻塞性睡眠呼吸暂停综合征［J］．实用乡村医生杂志，2002（5）：40.

［18］刘保延，何丽云，谢雁鸣，等．亚健康人群分类及其临床特征分析与评价——基于数据挖掘流程的 Logistic 回归方法的研究［J］．世界科学技术——中医药现代化，2006，8（2）：48–52，43.

［19］钱晶．南京地区亚健康者的统计及分型调查［J］．中国全科医学，2010（10）：1105–1108.

附录

气血操效应观察表

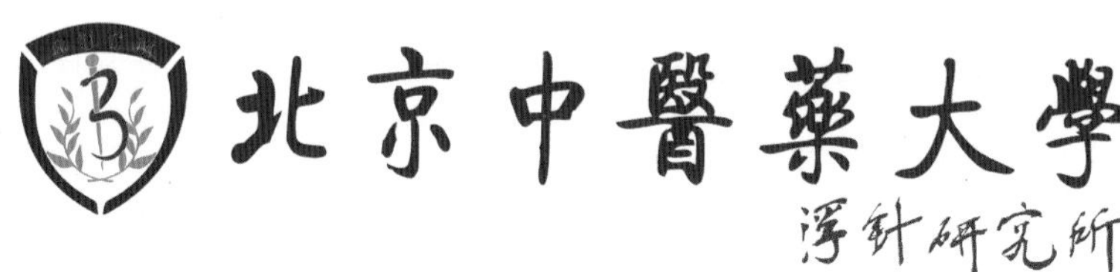

周身气血自我观察表

亲爱的朋友：谢谢您来我们医疗机构。虽然您可能仅仅是来诊治局部的，我们还是要了解整体，因为局部病症常常是整体的反应。麻烦您填写如下表格，方便我们对您的气血状态做出评估。

正在服用的药物种类 ________________________________

除了浮针，同时进行的其他治疗或锻炼方式 ________________________________

观察内容	主要观察指标	数字评分量表（NRS）评分制（0-10分） 0分为一点都没有，10分为极其严重，不堪忍受，中等的就是5分						
		首诊前	第一次 _1_天	第二次 ___天	第三次 ___天	第四次 ___天	第五次 ___天	第六次 ___天
睡眠	入睡困难							
	易醒							
	多梦							
心脏	心慌							
	胸闷							
	气短							
	肢体怕冷							
呼吸	咳嗽							
	打呼							
	哮喘							
胃肠	不想吃饭							
	胃胀							
	习惯性便秘							
	慢性腹泻							
妇科	小腹怕冷							
	月经不调							
泌尿	女性漏尿							
	男性尿不尽							
	夜尿次数多							
其他情况1								
其他情况2								
其他情况3								

本表格由南京浮针医学研究所2022年9月制作

后　记

“万物之始，大道至简，衍化至繁。”这句话出自老子的《道德经》。

只要学过中学物理的人都知道，大道至简，是宇宙万物发展之规律。从中医学的角度来说，人们都知道大道至简是中华文化之精髓，是中华古典哲学。真正的大道理都很简单，简单到一两句话就能说明白，所谓“真传一句话，假传万卷书”。大道至简，不仅被哲学流派道家、儒家等所重视，也是人生在世的生活境界。

大道至简，也是一种大道自然、返璞归真的高级功态。在这种清静无为、忘我无私、天人合一的状态中，不求长功，功力自然上长；不求治病，身心自然调整；不求功能，功能自然显现；把最复杂的变成最简单的，才是最高明的。

在我的本科学习阶段，那时盛行功夫、气功、霹雳舞。男生们要么练习少林功夫，要么追随各个门派的气功，要么就练习霹雳舞。我的身子骨僵硬，不善练习功夫、舞蹈，那就练气功。记得那时有个气功叫“真气运行法”，我就狠练了一阵子，居然确实能感觉到小腹丹田处有烘热感。不过行家说，丹田热感仅仅是第一步，需要打通小周天，然后大周天。很明显，我的慧根不够，又练了一段时间，也没有出现小周天（真气在体内沿任脉、督脉循环，小腹有气感后，下行过尾闾，沿督脉上行，过大椎、玉枕、百会后，再向前下行过水沟，交任脉下行到小腹一周）。后来，我感觉那些气功大师似乎也没有很长寿，也没治病救人，也没对国家做出什么贡献，于是就放弃了这个时髦玩意。

如今三十多年过去了，现在才明白过来，实际上我认识的气功都是通过冥想、通过调整呼吸肌、通过长久维持一种体态，使得局部肌肉保持紧张状态，进而局部骨骼肌产热，而这种热量迅速被血流带走，对自己的身体并不会有多大作用，更不会对患者的病痛有多大的治疗作用。

江湖上很多传得神乎其神的功夫，都是练出一点感觉异常，加上魔术，再加上话术，让普通人信以为真。

虽然气功热不值得大加推崇，但确实我们需要重视人体自身的调整作用，重视大自然给我们自己的修复能力，重视我们自己的本能活动。

北京是个好地方。这几年，我把高铁当地铁坐，频繁来往于北京、南京，生活和工作都很简单。尤其在北京，我的生活比在南京还简单，从南三环外的宋家庄住处到北三环的国医堂，两点一线，很少外出应酬，同时因为从2020年年初开始的新冠肺炎疫情，出差、讲课的次数大为减少，这使得我有大量的时间。此外，还有北京中医药大学和北京按摩医院的一帮青年才俊时常问这问那，启发了我的思考，因此也就在2018年10月提出了气血新论，2020年3月创制了气血操（当时的名字叫“四向懒腰plus”），2020年5月8日中午拍摄了第一次操作动作（由北京按摩医院针灸科副主任陆亚麟大夫拍摄）。

气血操看起来远没有道家创立的各种功法复杂，估计也很难到达像八段锦、太极拳一样的普及程度。为什么没有信心普及，因为：

1. 八段锦、太极拳等历史悠久，而且承载了更多的传统文化。

2. 八段锦、太极拳经过千百年的演变，已经具备美学特征。

3. 我们国人一般多喜欢复杂的，自己不是很懂的东西。

可是，我们依旧要大力推荐气血操，因为：

1. 气血操对场地要求很低，几乎任何人、任何场合都能操练。

2. 气血操花费的时间短，适合忙碌的人们。

3. 只要掌握动作要领，气血操很容易学习，谁不会打呵欠、伸懒腰呢？

4. 动作做得到不到位，有客观指标立马验证，好检验。

5. 气血操的简便易行非常适合现代办公族、宅男族。

6. 气血操的功效这两三年来已经在很多患者身上得到验证。

因此，我们把多年积累的体会写成这本小册子，告诉大家气血操的原理、做法和临床使用范围，希望大家喜欢，希望大家能够从这个小册子对过去的锻炼和养生方法有个新理解，希望大家能够从科学的角度理解我们人体和我们的传统，做到不求大小周天，百脉自然畅通。

符仲华

2022年8月